U0235521

谣言背后的健康真相
医生有良言

健康打假小分队　著

人民卫生出版社
·北　京·

图书在版编目（CIP）数据

谣言背后的健康真相：医生有良言 / 健康打假小分队
著. —北京：人民卫生出版社，2022.3
ISBN 978-7-117-32938-5

Ⅰ. ①谣… Ⅱ. ①健… Ⅲ. ①保健－普及读物 Ⅳ.
①R161-49

中国版本图书馆 CIP 数据核字（2022）第 038938 号

人卫智网	www.ipmph.com	医学教育、学术、考试、健康，
		购书智慧智能综合服务平台
人卫官网	www.pmph.com	人卫官方资讯发布平台

谣言背后的健康真相　医生有良言
Yaoyan Beihou de Jiankang Zhenxiang
Yisheng You Liangyan

著： 健康打假小分队
出版发行： 人民卫生出版社（中继线 010-59780011）
地　　址： 北京市朝阳区潘家园南里 19 号
邮　　编： 100021
E - mail： pmph @ pmph.com
购书热线： 010-59787592　010-59787584　010-65264830
印　　刷： 北京顶佳世纪印刷有限公司
经　　销： 新华书店
开　　本： 889×1194　1/32　印张：6
字　　数： 144 千字
版　　次： 2022 年 3 月第 1 版
印　　次： 2022 年 3 月第 1 次印刷
标准书号： ISBN 978-7-117-32938-5
定　　价： 59.90 元

图书编写委员会

在社会上，健康谣言流传甚久，我们的生活、身体正遭受着健康谣言的侵袭，它们亦真亦假、混淆视听，它们坑害人心、蒙蔽百姓！

当"养生圣经"刷爆朋友圈时；当"祖传神药"还在频繁出现时；当谣言惑众、真相被"污蔑"时……谁来发声？

行侠仗义，饮马江湖；粉碎谣言，迫在眉睫！

2020年伊始，由于新冠肺炎疫情的突然暴发，更多人为配合疫情防控选择了居家隔离，互联网、手机成为获取资讯的主要途径。如何在"满天飞"的健康科普信息中去伪存真，为大众提供科学、严谨的健康科普知识？《中国家庭报》聚焦家庭健康领域，推出系列图文科普、打造短视频栏目《小家辟谣》，以更丰富的表现形式致力于为大众传播科学、严谨的健康科普知识，并借由315国际消费者权益日契机，与中国医师协会健康传播工作委员会共同策划举办了首届"315+E 云打假健康科普晚会"，多位医学专家助阵，共同粉碎谣言，揭秘真相！健康打假首战告捷，专家唇枪舌剑，百姓信服称快！

转眼两年过去，旧谣言见缝插针、新谣言迅速传播，辟谣不能止步，我们有责任和义务粉碎谣言、澄清真相。2022年3月，第三届"315+E 云打假健康科普晚会"又如约而至，今年除了晚会，我们与人民卫生出版社合作的《谣言背后的健康真相 医生有良言》一书也将同步出版。该书邀请国内知名三甲医院的中青年专家，就大众最为关心的 40 余个健康话题进行深入解惑，力争让谣言无所遁形，为蒙冤的真相正名！

医学江湖，藏龙卧虎，

未来，我们还将携手众多权威专家并肩作战。

镜花水月，雾里看花，

未来，获取靠谱儿的健康科普知识，才是对自己和家人负责。

寻找真相，健康打假，

未来，希望此书能成为你反击谣言的依据、全家的健康宝典。

谣言不会消失，斗争还未结束，较量才刚刚开始……

未来，让我们继续求真、辨伪，守护健康！

前　言

你是不是也有这样的经历，身边的亲人、朋友，一旦上了年纪，就会特别关注和健康、营养、保健相关的资讯。

比如王阿姨，本打算早早起床去公园和老伙伴健身，可是在对着镜子美美刷牙的一刹那，突然想起曾经听隔壁的老张说过，含氟的牙膏致癌……这个想法一出现，就吓得王阿姨差点儿被漱口水呛到。

好不容易洗漱完毕，坐在饭桌前准备吃早饭了，一口面包，一口牛奶，一口面包，一口……天啊，似乎是赵大姐说过，牛奶不能喝，致癌！

既然没办法安静地享受早饭，那就出门锻炼吧，锻炼身体总没啥问题吧。和老伙伴在一起的时光总是美好的，这似乎让王阿姨重拾了年轻的感觉。然而，好景不长，一阵子的锻炼之后，王阿姨的膝盖痛得厉害。

多亏了在小区里每天给老年人做"健康宣传"的小魏，她不仅告诉王阿姨膝盖痛是因为关节软骨被磨损了，还为王阿姨热情地推荐了她们的特色产品——能够促进软骨再生的 XX 胶囊。

王阿姨平时就觉得这个小魏姑娘人不错，既热情又礼貌，说起话来头头是道，原来还懂医，自己的毛病她全知道，三言两语就解决了问题，真不错。要是没有小魏，自己还得去医院、挂号、检查，起码要折腾个把小时。

昨天，小魏姑娘说大家的肚子里都有好几斤的宿便，得清！王阿姨马上盯着老伴儿有些发福的身材，琢磨着在那圆圆的肚腩里竟然藏着大便，就一刻也等不得了，马上联系小魏，买那个能清宿便的好东西！

今天，小魏姑娘又说，这人老了，眼睛看东西容易模糊，滴一滴她的眼药水保管能好。王阿姨想起半年前体检时大夫说她有白内障，建议手术。当初就是因为害怕，所以即使看东西好像隔了一层雾一样，王阿姨也没去做手术。今天一听原来滴滴眼药水就能好，哪还有不买的道理……

你以为王阿姨对于健康的追求仅停留在"买买买"阶段，那可真是太天真了。

如今报纸、电视，尤其是网络媒体这么发达，老年人也开始加入了网络大军，王阿姨也不例外。老伙伴们不仅自己关注和健康有关的各种新闻，还会把自己觉得有价值的信息分享给其他人。

自从在网上看到食物也是有"性格"的，不同的食物之间不仅能相生，也能相克，王阿姨每天从走进菜市场的那一刻起就进入了"备战"状态，看到每一种蔬菜，都会立即调用脑海中的"数据库"，务求只买"相生"的，不买"相克"的。

随着家里的小孙子该吃辅食了，王阿姨又开始操心起来，这普通蔬菜，万一有农药残留可怎么办，大人还好，要让小孙子吃，王阿姨可是万万不忍心。

那能怎么办？咱挑有机蔬菜总没问题了吧。要说王阿姨平时也是个节俭的人，不仅把全家的剩菜剩饭全包了，就连烂掉的水果也舍不得扔，起码得把没烂的部分吃掉。如今为了小孙子，还是心甘情愿为有机蔬菜的高价买单。

其实王阿姨心里也有自己的打算，有机蔬菜虽然贵，可是贵的一定物有所值，起码不用农药啊。再说，贵，咱可以少吃啊。

除了要吃得好，培养也很重要。看着小孙子伶俐的模样，王阿姨计划带着小孙子去旁边早教机构做一次天赋基因检测，看看孩子有哪些天赋，也好重点培养，好赢在起跑线上。

除了心尖肉小孙子，家里其他人，也都装在王阿姨的心里：儿子儿媳妇工作忙，得准备复合维生素加强营养；闺女要减肥，每天生啃着白菜让人操心；马上要入冬了，还要带老伴儿去医院输液通血管……

说了这么多，你有没有发现，其实在王阿姨的身上，就有咱自己妈妈的影子。

父母对子女、对家庭总会倾尽心血，但是这也给了谣言、骗子以可乘之机。

如果之前，你和我一样，对于父母每天说的"保健大法"不屑一顾，甚至因此而屏蔽了父母的信息；那么现在，你是否愿意和我一样，在闲暇的时候读读这本书，把书里医学专家们掰开揉碎讲的道理告诉父母。

毕竟，离谣言远一点儿，才会离健康近一点儿。

目　录

身边的谣言

医生有良言

吃货的疑惑

冰箱等于保险箱吗

吕晓华　四川大学华西公共卫生学院

要说冰箱，绝对是人类伟大的发明。有了它，很多食物的保存期限得以延长，给我们的生活带来了极大的方便。随着物质的丰富，每家每户的冰箱里经常是满满当当的，不少人认为冰箱里面温度低，食物放进冰箱里既能保鲜，又能防菌，甚至把冰箱等同于食物的保险箱。

冰箱等于保险箱，这是真的吗？

其实，冰箱并不是万能的，冰箱只能通过低温来抑制微生物的生长，却不能杀死微生物。值得注意的是，冰箱里存在着致命的"杀手"——李斯特菌。

李斯特菌是什么

1926 年，李斯特菌由英国南非裔科学家穆里在病死的兔子体内首次发现，这种细菌是常见的土壤细菌，对营养要求不高。为纪念英国生理学家约瑟夫·李斯特，1940 年这种细菌被命名为李斯特菌。

李斯特菌有以下几个特点。

1. 无孔不入　李斯特菌在环境中无处不在，它的身影会出现在土壤、水体（如地表水、污水、废水）、昆虫、植物、蔬菜、野生动物和家禽，以及绝大多数食品中。

2. 嗜冷耐冻　李斯特菌在 -20℃以下可以存活 1 年，能在冰箱冷藏室中生长,是一种典型的耐冷性细菌,在温度达到60℃时则会很快死亡。

3. 不惧酸碱　李斯特菌能适应酸性和碱性环境,同时还具有耐盐性。

4. 喜欢无氧　无氧环境下李斯特菌繁殖得更快。

李斯特菌有哪些危害

随着工业化生产技术的发展、冷藏系统规模的扩大,以及人们饮食习惯的变化,李斯特菌成为暗藏在冷藏食品中威胁人类健康的主要病原菌,对人类健康的威胁越来越大。它在欧美等发达国家制造了不少麻烦。

据美国疾病预防控制中心报告,每年美国发生1 600~2 000例李斯特菌食物中毒事件,死亡450人,其中多为孕妇和新生儿。2011年,因食用被李斯特菌污染的甜瓜,导致146人中毒,30人死亡,这是21世纪以来美国非常严重的一起食物中毒事件。

2000年底至2001年初,法国一家食品公司生产的肉酱和猪舌受到李斯特菌污染,导致9人中毒,2人死亡。

2008年,加拿大一家食品公司的肉制品受到李斯特菌污染,导致15人死亡。原因是加工厂消毒不严格,从员工电梯、机床到地下排水管都能检出李斯特菌。

李斯特菌带菌率较高的食物包括乳制品、熟肉制品、蔬菜、水果、沙拉、海产品、冰激凌等,目前世界卫生组织已将李斯特菌列为食物中的四大病原菌之一。

为什么会发生李斯特菌食物中毒

李斯特菌具有嗜冷性,所以李斯特菌食物中毒多与冰箱中冷藏的生鲜食品未经彻底烧熟煮透,或冰箱内冷藏的熟食、乳制品取出后未经加热直接食用,或直接食用真空包装食品有关。

李斯特菌是典型的"欺软怕硬型"细菌,其食物中毒对健康人的危害较小,一般表现为恶心、呕吐、腹泻等胃肠道症状;但对老年人、孕妇和慢性病患者等免疫力较差的人群来说则是非常危险的,病情较重,而且容易引发脑膜炎、败血症等。

如果李斯特菌食物中毒发生在孕妇中,则可引起流产、早产、死胎和新生儿败血症,病死率接近 30%。进食过可疑的未经加热的冷藏食品的孕妇,如果出现类似感冒的症状,如发冷、发热、头痛、背部疼痛、喉咙痛等,应考虑李斯特菌食物中毒的可能性,必要时需要立即就诊。

如何预防李斯特菌食物中毒

预防李斯特菌食物中毒的六项关键措施如下。

1. 冰箱里的冷藏食品存放时间不宜超过 1 周。

2. 冷藏食品应彻底再加热(100℃,2 分钟)后食用。

3. 冷藏牛奶最好煮沸后食用。

4. 应该特别注意生冷肉制品、乳制品、凉拌菜、盐腌食品的卫生,慎食为妙。

5. 真空包装的熟食应该蒸透后再吃。

6. 不要经常光顾大排档,同时注意其环境卫生。

冰箱如何使用更安全

1. 确保冰箱冷藏室的温度保持在 5℃以下,冷冻室的温度保持在 −18℃或以下。

2. 食物最好用小盒分类存放,既方便拿取,还能防止交叉污染。

3. 食物摆放谨记"上熟下生"的原则,即熟食放在上层,生食放在下层。

4. 冰箱冷藏室中食物摆放建议如下。

★开了封的瓶装食品和蛋类放在冰箱门架上。

★直接入口的熟食、乳制品、甜点等可放在上层靠门处。

★剩菜仍有余温时不必先冷却再放入冰箱,可直接放入冰箱上层后壁处,存放时间不要超过3天。

★各种蔬菜及苹果、梨等温带水果,应将外表面水分擦干后放在下层靠门处;香蕉等热带水果不需要存放在冰箱内。

5. 鲜鱼、鲜肉应先用塑料袋封装,之后再放入冷冻室贮藏。

6. 从冰箱内取出的食物须彻底蒸熟,或煮热至食物中心温度≥75℃方可放心食用。

做到以上几点,我们就不用再担心李斯特菌啦!

隔夜菜真的致癌吗

张家瑜　首都医科大学附属北京潞河医院

　　在日常生活中，我们的晚餐偶尔会准备得丰盛一些，以便让一家人在品尝美食的过程中也能充分享受温馨的欢聚时光。可是饭菜虽好，吃不完该怎么办？最常用的方法，就是把饭菜在冰箱里放上一晚，第二天早晨或者中午加热后再吃。

　　这本来是一个几乎会出现在每个家庭中的常见情景，但是忽然有一天，出现了一则让人大惊失色的新闻——隔夜菜中亚硝酸盐含量超标！致癌！不能吃！

　　文章中说，绿叶菜中含有较高水平的硝酸盐，煮熟后放置时间过长，在细菌的作用下硝酸盐会被还原成亚硝酸盐，即使加热也不能将其去除。文章作者由此得出结论：吃隔夜菜会导致亚硝酸盐中毒甚至致癌。

　　这是真的吗？

什么是隔夜菜

要搞清楚隔夜菜是否会致癌，我们要首先明确究竟什么才算是"隔夜菜"。

按照字面的理解，所谓隔夜菜，就是放置了一夜的菜。但是，这个解释合理吗？按照"一夜"的时间粗略估计，菜品大概是被放置了12小时。

一盘蔬菜，如果晚上制作，再被放入冰箱，经过一夜，也就是 12 小时，就会变成隔夜菜，会致癌；另外一盘蔬菜，如果是早上制作，到了晚上再食用，也是经过 12 小时，就没什么问题，因为它并没有"隔夜"，所以不是隔夜菜……

可见按照是否放置了一夜来定义隔夜菜是不合理的。那么究竟什么才是隔夜菜呢？

其实，所谓的隔夜菜，并不是指一盘菜经烹饪后过了一夜，而是烹饪后放置了较长时间，可见，隔夜菜其实与是否隔夜并没有关系。

什么是亚硝酸盐

已经了解了什么是隔夜菜，我们再来了解一下什么是亚硝酸盐。亚硝酸盐广泛存在于自然界中，就食物而言，肉类中亚硝酸盐含量很低，蔬菜是日常饮食中亚硝酸盐的主要来源，其中以绿叶菜的亚硝酸盐含量最高。大部分蔬菜在采摘后 1~4 天亚硝酸盐含量快速升高，也就是说，蔬菜本身就含有亚硝酸盐，它并不是在蔬菜被煮熟了之后才出现的。

那么亚硝酸盐和烹调是否有关系呢？还是有的。煮熟的菜更适合细菌的生长，我们品尝过美味的菜品后，随着时间的推移，细菌将在其中不断繁殖，将蔬菜中的硝酸盐转化为亚硝酸盐，正因如此，隔夜菜中的亚硝酸盐含量会比新鲜出炉的菜品高。

亚硝酸盐对人体有什么危害呢？亚硝酸盐的危害在于能将血液中的血红蛋白氧化为高铁血红蛋白，血液不能携氧而导致组织缺氧。

但是，如果因此而担心吃了隔夜菜会发生亚硝酸盐中毒，那就大可不必了。通常来说，人体摄入 0.2 克亚硝酸盐才会出现中毒反应。

研究显示，以亚硝酸盐含量最高的绿叶菜为例，将 1 千克绿叶菜烹调后不经翻动直接放入冰箱冷藏，24 小时后亚硝酸盐含量会由 3 毫克增加到 7 毫克。照此计算，要达到 0.2 克的亚硝酸盐中毒剂量，就要吃掉 28.5 千克的隔夜菜。

因为吃隔夜菜而导致亚硝酸盐中毒，只能发生在理论上，在日常生活中是不可能发生的。

隔夜菜真的会致癌吗

目前，还没有证据证明隔夜菜的摄入与癌症之间存在因果关系。

实际上，刚刚提到的亚硝酸盐并没有致癌效应。蔬菜在生长过程中吸收了氮肥或氮素后，经过一系列复杂反应，会产生硝酸盐，一部分硝酸盐会在还原酶的作用下产生亚硝酸盐。我们所食用的蔬菜多多少少会含有硝酸盐和亚硝酸盐。而且，即使不摄入任何亚硝酸盐，人体内也会产生亚硝酸盐。

亚硝酸盐并没有人们想象中那么可怕，在合理的使用范围内它还有抑菌效果。在食品行业中，各国都允许在熟食或肉制品中添加硝酸盐或亚硝酸盐以减缓微生物的生长速度，保持肉类产品的外观和味道。

我国规定每千克熟肉制品中的亚硝酸盐含量不得超过 30 毫克，每千克酱腌蔬菜中的亚硝酸盐含量不得超过 20 毫克。如此看来，每千克隔夜菜中 7 毫克的亚硝酸盐含量远低于上述标准。

既然隔夜菜中的亚硝酸盐不会致癌，那么"隔夜菜致癌"这个说法的依据是什么呢？依据是亚硝胺。亚硝胺的确是一种已经被证实的致癌物质。当我们进食美味菜肴的同时，食物中所含的硝酸盐和亚硝酸盐会在酸性条件下（如在胃酸的作用下）和胺类发生反应，产生亚硝胺。

但是这里需要明确一点——脱离剂量谈危害是不科学严谨的。亚硝酸盐进入人体后，在胃内酸性环境下，1～5分钟就会被还原成一氧化氮并释放出去，所以在人体内隔夜菜所合成的亚硝胺含量很低。

从营养的角度谈谈隔夜菜

虽然在冰箱中密封储存有利于降低食物的呼吸强度，减缓亚硝酸盐在蔬菜中的生成速度。但即使是新鲜蔬菜，存放时间过长也会出现腐烂、亚硝酸盐含量增加等情况。所以，蔬菜最好现吃现买，不宜长期存放。

亚硝酸盐的产生需要一定的条件。在常温状态下，隔夜菜中的亚硝酸盐含量显著高于冷藏状态，将剩菜冷藏起来可以有效抑制亚硝酸盐的产生。

抛开亚硝酸盐不谈，随着时间的流逝，做熟的菜中维生素和各种抗氧化物质会被破坏，营养成分将大大流失。与其吃隔夜菜，不如吃多少做多少，保证食物的新鲜。新鲜的饭菜不仅美味可口、营养丰富，而且食品安全也更有保障，其中富含的维生素C、维生素E和一些酚类、硫黄类化合物还可以减少胃内亚硝胺的生成，一举多得！

此外，和其他不健康的饮食习惯相比，与其担心隔夜菜的致癌风险，不如选择戒烟以及减少烧烤、加工肉制品和腌渍食品的摄入，这些对身体健康的威胁更大。

小贴士

关于隔夜菜的总结

1. 隔夜菜中的亚硝酸盐含量不会导致中毒。隔夜菜可以吃，但最好冷藏保存。在日常饮食中多摄入新鲜且富含维生素 C、维生素 E 及抗氧化物的食物，有利于抑制亚硝胺的产生。

2. 隔夜菜营养价值较低，口感、食品卫生均会受到影响。现买现做，吃多少做多少才是最佳选择。

3. 与其担忧隔夜菜中亚硝酸盐的危害，不如戒烟以及减少烧烤、加工肉制品和腌渍食品的摄入，这对于保持健康更为有效。

食物发霉了就要全部扔掉吗

李春微　北京协和医院

苹果黑了一个洞，散发出一股刺鼻的酸味儿；白白的馒头上长了灰白色、黄色或绿色的大小不等圆点儿；油储存一段时间后闻起来有点儿哈喇味儿……相信看了这段文字，你的脑海中就能呈现出非常生活化的画面，是的，上述情况真的太常见了。

看着刚买没多久的水果，好不容易从超市抢购的特价油就这样坏了，大多数人，尤其是老人，会觉得扔了太可惜了，也太心痛了。大家通常的做法是：水果，把坏的部分削下去，把好的部分赶紧吃了；油嘛，倒掉上面的部分，然后抓紧时间把其余的用完，反正应该吃不坏。如果此时劝说老人不要这样做，老人往往会说"好好的东西坏了一点儿就扔了，多浪费啊，再说，不是已经把坏的那部分扔掉了嘛……"

对于腐败的食物，扔掉坏的，留下好的，就真的没问题了吗？要聊清楚这个问题，我们需要首先了解食物为什么会腐败变质。

食物腐败变质是日常生活中的常见问题，食物中富含的各种营养元素不仅深受我们人类的喜爱，那些看不见、摸不着却在环境中无处不在的细菌、真菌及病毒等微生物也非常喜爱它们。

食物腐败变质的根本原因是微生物污染。在潮湿温暖的环境下，微生物便可在这"一片肥沃的土地上生根发芽"。一旦它在"新的环境"中稳定下来，就会借助食物中的蛋白质、脂肪及碳水化合物等营养物质进行新陈代谢。

食物腐败变质，从微生物进行新陈代谢时就已经开始了，但是食物一般在微生物"寄居"一段时间以后才会慢慢出现一些我们感官上可辨识的"信号"，提示我们腐败变质正在发生，如刺鼻的酸臭味儿或其他特殊的味道，略带荧光绿色、黑色或者灰色的霉斑等。

你以为食物腐败仅是气味难闻、外观难看吗

气味难闻、外观难看，虽然会给人带来不适感，却也提醒着我们腐败变质的存在。然而，对人体危害最大的却是我们感官无法辨识的有害代谢产物——毒素。

下面就让我们来解答让每家每户都非常头痛的问题——苹果只烂了一点儿，到底吃还是不吃？

答案是不吃，果断扔进垃圾桶。苹果腐烂是青霉菌产生的青霉毒素导致的果肉组织坏死，这些毒素可以通过腐烂的组织向其他的果肉组织扩散。也就是说，我们看到的苹果只烂了一点儿，但其实这个苹果内部，不管是腐烂的部分，还是看似完好的部分，都已经被毒素侵蚀了。

每逢佳节，每个家庭都会以"满汉全席"的方式庆祝，但当美味佳肴经过长时间存放变成了"残羹冷炙"，就会给金黄色葡萄球菌留有可乘之机。如果此时家人觉得这些菜肴扔掉可惜，一旦吃了就很可能出现腹痛、腹泻、恶心、呕吐等胃肠道症状，老人还可能面临脱水和电解

质紊乱的危险。

很多人喜欢在超市打折的时候买几桶食用油储存在家里,有些人甚至会一次就买上两三桶净重5千克的食用油,一来是觉得价格确实比较实惠,二来是一次多买些,足够全家很长时间食用。

如果仔细观察就会发现,很多超市的促销产品已接近保质期。如果我们购买的时候食用油已经接近保质期,那么在食用过程中食用油很可能就已经变质了。

一般食用油的保质期为18个月,如果已经开封,则最好在3个月内吃完。随着放置时间的延长,油脂会出现酸败现象,不仅影响营养和口感,甚至会对健康产生危害。

对于那些虽然没有开封,但是已经过了保质期的食用油,我们又该如何处理呢?要扔掉那么大的一桶油,家里的老人肯定不答应,甚至还会和你摆事实、讲道理——"你看,这油还挺清亮的,也没什么味道,用了应该没什么问题。"

真的没问题吗?超过保质期的食用油,特别是玉米油及花生油,可能产生一种新成分——黄曲霉毒素;黄曲霉是我国粮食和饲料中常见的真菌,其中以玉米油、花生油和棉籽油最容易受到黄曲霉的污染,在温暖潮湿的环境中黄曲霉容易产生黄曲霉毒素。

黄曲霉毒素是目前已知最强的致癌物,当一次摄入量较大时,可发生急性中毒,出现急性肝炎等严重疾病;微量持续摄入也可造成慢性中毒。

如此看来,这些"超长待机"的食用油,虽然外表看起来没什么异常,可是其内部很可能已经产生了严重危害健康的物质,出于对健康负责,还是劝大家不吃为妙。

食物发霉了，怎么处理更合适

如果食物已经出现霉斑，处理方式只有一个，那就是送进垃圾桶。切勿因一时舍不得而酿成未来可能发生的一场悲剧。

若食物未出现酸臭及腐烂的味道，只是颜色发生了一些细微变化，如香蕉皮变黑了，此时食物还算相对安全，可以置于低温、干燥及通风场所，尽早食用。食物一旦散发出特殊气味，说明已经发生霉变，要果断扔掉。

防止霉变最根本的措施是在食物的保鲜期内尽早食用，以"少取勤买"的方式采购食物。通风、防潮及避光是防霉工作的重中之重，切记"高温去霉不可行"。

"健康食品"真的健康吗

阮光锋　科信食品与健康信息交流中心

每个人都希望吃得健康，因此许多商家为迎合大众的喜好提供了各种"健康食品"。

市场上的健康食品五花八门，商家都号称自己的食品是最健康的，"含有几十种营养成分""权威机构研究证明""包治百病"等宣传语层出不穷，让人们难以拒绝。然而，这些健康食品，很多存在虚假宣传的问题。

为了帮助大家更好地识别身边所谓的"健康食品"，下面我就带领大家一起来看看几种常见的"健康食品"忽悠套路。

套路1：治疗XX疾病

中国传统文化中一直有药食同源的说法。所以，一旦身体有什么不舒服或者生了病，我们第一个想法就是吃点儿特定的食品"治疗"疾病。实际上，食品不是药品，任何食品都不具备治疗疾病的作用，也不能声称有治疗功效。

生活中有很多不法商家利用了大家在健康上想走捷径的心理，在售卖所谓的"健康食品"时夸大产品功效，含有绝对化用语和不实承诺，声称可以治疗某种疾病，如"根治""药到病除"，或者以"无效退款""包治百病"等作为承诺，如果看到这样的食品，一定注意长个心眼儿。

套路 2：含有 XX 种营养成分

人体需要从食物中摄取多种营养成分，每一种营养成分都有各自适当的需求量。除了婴儿，人们每天都会吃到多种食物，这些食物为我们提供了人体所需要的营养。按照营养素密度的高低，通常认为一种好的食物能高效地提供某种或者某几种人体容易缺乏的营养成分（如维生素、微量元素等），而其他需要限制摄入的营养成分含量却比较少（如脂肪和糖）。

实际上，"含有 XX 种营养成分"是一个没有太大参考价值的指标。广告中所说的"含有 XX 种维生素、XX 种矿物质等人体需要的营养成分"也基本是废话，因为随便在路边采一把野草去检测，也能检测出类似的结果。

之前风靡一时的麦苗青汁就宣称"含有十几种营养素"，然而这有用吗？量太少了！要知道，现代食品检测技术发展到今天，几乎在所有食物中都能检测到几十种甚至更多种营养素。所以，罗列食物本身含有多少种营养素完全没有意义。

判断一种食物的营养，除了看它所含营养素的种类是不是丰富外，还要看各种营养素的量是否足够多、是否均衡。只说种类丰富，不提含量有多少，完全是一种逻辑陷阱，让人产生"这种食物所含的营养素真多、营养价值真高"的错觉。

套路 3：XX 大学、XX 权威机构最新研究发现

为了吸引大家的眼球，很多所谓的"健康食品"在宣传时都会自卖自夸一番，声称其产品是经过 XX 大学、XX 权威机构等研究验证的，以增强产品的权威性和说服力。

实际上，任何一种食品或者食品成分的健康功效，都要经过多年、大量、各角度、多机构的研究，才能形成科学界的共识。

而"XX 大学研究发现""XX 权威机构研究发现"一般只是在特定条件、特定体系中的初步研究，有科研价值但远远不足以得出"结论"，很多广告通过歪曲、夸大研究结果来忽悠公众。

这段话可能有点儿抽象，无法让大家产生痛彻心扉的领悟。我就举个生活中最常见的例子吧。"一晚低至一度电"的广告听过吧，但是你知道吗，想要实现"一晚一度电"，必须满足开启节能模式、房间不能太大、封闭条件较好、室外温度不超过 30℃、室内制冷设定在 26℃等条件，而这些条件就是特定条件。不满足这些特定条件，就无法实现"一晚一度电"。

套路 4：含有人体必需的营养物质

很多所谓"健康食品"的厂商还会声称其产品中含有人体必需的营养物质，这让很多人无法拒绝。不过，这句话其实完全是偷换概念。

为了维持人体的正常生理功能，的确需要多种营养物质，水也是人体必需的营养物质。但是，"人体必需"和"需要补充"是完全不同的两码事。

有些营养物质需要人体自己产生才有用，以食物的方式摄入体内无法起到应有的作用，如依靠吃各种胶原蛋白食品、饮品等无法真正补充胶原蛋白。有些营养物质只要人能正常吃喝就不会缺乏，如脂肪、碳水化合物、磷、氯、钠等。因此，用某种食物含有多少"人体必需的营养物质"来显示它有多"健康"，完全是偷换概念。

套路5："纯天然、家传配方"

所谓的"纯天然食品"越来越多，不过，"纯天然"并不完全代表洁净、卫生，"纯天然"的食品也可能是致命的。

实际上，许多食品中含有天然有害物质，如生豆角中含有溶血物质、发芽的土豆中含有毒素、某些鱼类中含有胺等可能导致中毒的物质等。如果对这些食品处理不当，就会发生危险。所以，即便是一些"纯天然"的食品也可能有毒、有害。

纯天然食品不一定更健康，如一包酥化饼干，即使在生产过程中完全不添加人工合成物质，也没有农药等污染物，符合纯天然食品的标准，但是它的成分几乎就是糖、脂肪，虽然"纯天然"，但多吃也不会有益于健康。

目前，国际上并没有明确的针对纯天然食品的标准，人们很难界定究竟什么样的食品才是纯天然的。在实际操作中，只要生产的食品没有添加人工色素、人造香精或者合成物质，食品生产厂家就可以使用"纯天然"这个标签。

如果按照人们所期望的，以食品中没有农药等化学物质作为评价纯天然食品的标准，我们也许根本找不到纯天然食品。要知道，随着现代社会的进步，农药等的使用越来越广泛，我们吃的东西，其生长环境或多或少会接触这些物质。

"纯天然"并不代表绿色健康，要警惕商家针对纯天然食品的误导宣传。纯天然食品当中也会存在对人体不利的成分，通过必要的食品加工处理手段可以把有害物质去掉，所以很多食品加工处理手段是必需的。

至于"家传配方"的说法，完全无法验证，没有经过科学的验证，更加不可信，建议大家不要被它迷惑。

总结

▲ 人体健康的基础在于营养均衡、饮食多样、作息
　合理，仅靠一种或者几种食物是无法保障健康的。

▲ 消费者平时在购买食品时，一定要睁大双眼，识
　别"健康食品"的惯用宣传伎俩。

▲ 食品不是药品，没有治疗作用。如果真的生病了，
　还是要在医生的指导下进行规范治疗。

酸性体质是百病之源吗

谷传玲　首都保健营养美食学会

我们经常听说"酸性体质是百病之源，体质偏酸的人易得癌症、糖尿病、高血压、脑卒中等疾病，平时要多吃碱性食物或喝碱性水让体质呈碱性"。以前，在朋友中流传这种说法，说者完全是出于好意，提醒大家要注意健康。可是随着大家对自身健康关注度的提高，开始有商家盯上了这个领域，于是出现了"碱性食物""碱性水"之类的产品。总之，酸性体质危害大，调成碱性才健康。

这种说法是真的吗？人体是否存在酸性/碱性体质？是否需要吃碱性食物来调节体质？

人体是否存在酸性/碱性体质

既然我们要探究人体是否存在所谓的酸性/碱性体质，就要溯本求源，先搞清楚什么是酸性/碱性体质。

很遗憾的是，医学中其实并无"酸性/碱性体质"这一概念，我们人体的不同部位，酸碱度是不同的，比如唾液的 pH 为 7.1（接近中性），胃液的 pH 为 0.9～1.5（强酸性），小肠液的 pH 为 7.2～7.8（碱性），尿液的 pH 为 6.5（弱酸性），血液的 pH 为 7.35～7.45（弱碱性）。

既然不同部位的酸碱度不同，所以就无法以酸性或碱性来评估人的体质。也就是说，以酸性／碱性体质对人体进行评价本身是没有科学依据的。

人体在什么状态下最健康

人体不同部位的 pH 存在差别，有的偏酸性，有的偏碱性，有的则接近中性，这些是为了保证不同部位的生理生化反应能够正常进行，进而保证人体健康。

所以说，身体健康，绝不是简单地将体质维持在酸性或者碱性那么简单，而是要保证不同部位的 pH 维持相对稳定。那么人体又是通过什么机制来调节不同部位的 pH，使它们维持稳定呢？

以血液为例，血液的 pH 始终维持在 7.35 ~ 7.45，其变化范围很小，这依赖于人体强大的酸碱调节体系，这个调节体系包括血液的调节、肺的调节、肾的调节、其他组织细胞的调节。其中血液调节体系最为重要，当体内代谢产生的酸性物质增多时，血液调节体系就会向碱性方向调节；当体内代谢产生的碱性物质增多时，血液调节体系就会向酸性方向调节，加上肺、肾的配合，会让血液 pH 始终维持在相对稳定的范围内。

"酸性体质是百病之源"的说法从何而来

虽然人体的酸碱调节体系非常强大，但是当一些疾病发生时，还是会产生过多的酸性或碱性物质，当调节体系对此无能为力时，就会出现酸中毒或碱中毒。以糖尿病患者为例，如果糖尿病患者血糖控制不佳，就很容易引发糖尿病酮症酸中毒。另外，严重的腹泻或呕吐也可能引起体内酸碱平衡紊乱，导致酸中毒。

所以说，引起各种疾病的并不是"酸性体质"，而往往是各种疾病导致了酸中毒。这其中疾病是"因"，酸中毒是"果"，而非人们常说的"体质偏酸"是"因"，疾病是"果"。

简而言之，所谓的"酸性体质是百病之源"，其中的"酸性体质"其实指的是酸中毒。

食物能否调节体质的酸碱性

通过上面的分析我们不难看出，对于人体酸碱性影响最大的，其实还是疾病，如果偏要从入口的因素分析，药物对于酸碱性的影响也非常大，但是就食物而言，影响力真的非常小。

那么是不是说，以食物来调节人体酸碱性就一点儿意义也没有呢？这当然也是太绝对了。但是我们必须要明确酸性以及碱性食物的划分标准。酸碱性食物并不是以口感来划分的，正确的划分方法是：如果消化吸收后的代谢产物是硫、磷、氮、氯等呈酸性物质，这样的食物就是酸性食物；如果消化吸收后的代谢产物是钾、钠、钙、镁等碱性物质，这样的食物就是碱性食物。常见的酸性食物有谷物、鱼、肉、蛋，常见的碱性食物有蔬菜、水果。

当人体没有糖尿病、痛风等慢性疾病时，自我的酸碱调节体系完全有能力将食物代谢后的酸性或碱性物质和自身生理活动产生的酸性或碱性物质进行自由调节，让人体不同部位的酸碱度维持稳定。这是酸碱调节体系调节的结果，而不是多吃碱性食物的结果。为了刻意追求莫须有的"碱性体质"而一味多吃蔬菜、水果，少吃甚至不吃谷物、鱼、肉、蛋，会引起严重的营养失衡，这对健康的危害可是实打实的。

我们在日常进食时无须考虑食物的酸碱性，只需要考虑营养均衡：首先，食物选择多样，尽量做到每顿饭有谷物、有蔬菜、有富含蛋白质的食物；其次，谷物做到粗细搭配，蔬菜建议一半是深颜色的，蛋白质至少包含鱼、禽、蛋、奶、豆中的一种；最后，蔬菜量最多，谷物次之，富含蛋白质的食物量可以是最少的，这样就是营养均衡的一餐了。

均衡的营养加上适量运动、充足睡眠、戒烟戒酒、良好心情，就构成了健康的基石，让健康身体强大的酸碱调节体系去调节酸碱吧，没必要多吃碱性食物来调节，因为这本不是它的活儿。

益生菌真的无用吗

高洁　河北农业大学食品科技学院

　　随着生活水平的提高，大家对于健康饮品的关注度也越来越高。面对超市货架上琳琅满目的益生菌饮料以及夺人眼球的广告宣传语，作为消费者的我们，是不是也开始跃跃欲试了，毕竟，如果真如广告所说，我们和健康仅仅隔着一瓶益生菌的距离。

　　既然大家对益生菌和它对健康的益处已经有了初步认识，那么更深层次的疑问也就随之而来：益生菌，是越多越好吗？益生菌，真的无所不能吗？喝下去的益生菌一定会起作用吗？

益生菌是什么

　　益生菌的英文名叫 probiotic，来源于希腊语，本意是"对生命有益"，所以简单理解，益生菌就是对生命有益的菌。

　　根据上面的定义，我们可以说，对健康有益的菌，都是益生菌。在科学研究的实验室里的确可以这样说。然而，当它成了一种商品，这样的归类就显得太不负责任了。

　　为了让大家吃得放心，我国相关管理机构发布了菌种名单，名单上的菌才有资格成为商品，包括双歧杆菌属、乳杆菌属、乳酪杆菌属等 15 个菌属，40 余个菌种。此外，对婴幼儿可用的菌种还有额外的名单规定，包括动物双歧杆菌乳亚种 Bb-12、鼠李糖乳酪杆菌 GG 等 13 个菌株。

益生菌越多越好吗

很多益生菌饮品会用益生菌的含量做文章,动辄就是益生菌含量高达"X 百亿"。作为消费者,在选购益生菌的时候,难免会被这些广告词所吸引,是不是益生菌含量越多,效果就越好呢?

我们来看看 2001 年联合国粮农组织(FAO)和世界卫生组织(WHO)对益生菌的描述:适量摄入时能够对健康产生益处的活的微生物。

在这个定义中,所规定的内容是目前行业内生产、使用益生菌需要满足的最基本的条件,拆开来看,基本条件一共有 3 个,即摄入一定剂量、对健康有益、活菌。

由此可知,益生菌能够保持活力十分重要。很多因素会影响益生菌的活力,对于益生菌饮品来说,需要维持低温,包括低温储运、低温售卖等;对于益生菌粉来说,能够耐受室温,但需要避光保存、温水冲调。由此可见,数量真的不是益生菌发挥作用的唯一决定性因素。

喝下去的益生菌一定会起作用吗

前面我们已经说了,益生菌的多少固然重要,但是"活菌"更为重要。买到了富含"活菌"的益生菌饮品就一定能达到你期望的神奇效果吗? 当然不是! 益生菌进入胃肠道后,会与我们肠道中本来就有的菌汇合,共同发挥作用。人体中的肠道菌群组成千差万别,它们与益生菌的相互作用也会有所不同,因此益生菌能否发挥有效作用,真的是因人而异。目前关于益生菌的精准调控还在不断研究中,也许很快就会实现"一人一菌"。

益生菌真是无所不能吗

在网络上搜索"益生菌对健康有哪些好处",会得到无数个答案,益生菌简直成了无所不能的"仙丹"。

这都是真的吗? 在实验室里,是! 益生菌的功能强大,潜力无限,能抗癌,能降脂,能缓解得了抑郁,能帮助得了消化,什么血糖、血压、胆固醇、炎症、便秘、糖尿病……没有益生菌管不着的。

但是,从科研成果到实际应用还有漫长的路要走,在实验室里筛选到的功能只是一种潜在的可能性。在实际应用中,FAO/WHO 专家委员会认为益生菌有三种功能,即调节胃肠道功能失调、改善肠道免疫力、抑制过敏。

我们国家允许声称的益生菌对人的功能只有两种,即调节肠道菌群、改善免疫力。

以后再遇到有关益生菌神乎其神的宣传,你就当是听故事吧。

益生菌的选购技巧

细心的消费者一定会发现,益生菌商品包装上都有标明活菌数,如"10^8cfu/ml""10^6cfu/100g"等。"cfu"你就当它是"个"的意思就对了。就目前的生产技术来说,可以认为数值越高越好,但不能只追求量大,因为标签上的数值是出厂时的检测结果,经过了货架期会有所减少,饮用后再经过消化道里胃酸、胆盐的摧残更会损兵折将。

所以正如前文所说,除了活菌数,菌种活力更为重要。但这个"菌种活力"实在不好判断,除了用身体的反应体会一下,就只能尽量买离生产日期近的产品了。

有一点是可以肯定的,含活菌的液态食品需要冷藏,买回家以后要冷藏保存;菌粉制剂常温保存就可以。

除了看活菌数和菌种活力，选购益生菌的时候还应该注意如下几点。

1. 选择自己喜欢的，包括食用方法、味道、价格。

2. 在生病的情况下是否能够服用益生菌需要听从医生的建议。

3. 希望补充的剂量充足一些的，可以选择菌粉制剂。

4. 想同时搭配奶制品的，可以选择酸奶或奶酪。

5. 乳酸菌饮料也是不错的选择，但需要额外注意饮料的含糖量。

至于"死菌"，也并非完全没有助益健康的作用，益生菌细胞或益生菌的代谢物被称为类生元或后生元，是目前学术界的研究热点之一，其作用也非常值得期待。

自制食品真的更安全吗

阮光锋　科信食品与健康信息交流中心

近日，有媒体报道某医院收治了两位因食用自制腐乳而中毒的患者。

在很多人的印象中，自制食品就是安全的代名词。为何这两位患者却因为吃了自己做的腐乳而中毒呢？

很多人怀疑这则新闻的真实性。但事实是，这样的事情真的发生了，而且在现实生活中这样的事情可能比我们想象的要多得多。

不光是腐乳，为了保证所谓的安全，现在越来越多的人开始自己动手在家做各种各样的食品，有人自己在家种菜，有人自己在家做发酵食品，如水果酵素、葡萄酒、酸奶等，还有人自己榨油吃……

自己在家做点儿食品陶冶情操，的确不失为一种乐趣；如果仅是下厨，还可以控制油、盐、糖的分量和比例，确实是一个比较健康的选择。不过，家庭自制食品并不是安全的代名词，自制食品同样存在安全风险，一不小心，你也会中招。

吃自己在家种的菜真的更安全吗

真相 1：无法做到绝对不含农药和化肥。自己种菜可以控制农药和化肥的使用量，甚至可以不用农药和化肥。但是，农产品是否安全很大程度上要依赖环境是否安全。在全球一体化的今天，在南极生活的动物体内都能检测到农药残留，我们身边的食物更很难"独善其身"。自己种菜同样要面临环境污染的影响，要做到绝对不含农药、重金属等污染物其实是不可能的。

真相 2：有机化肥可能隐藏寄生虫卵。 为了追求"纯天然"，在家种菜的时候可以不使用化肥，而使用农家肥或者有机肥（人畜粪尿）。很多人说农村就是这样做的。但需要提醒大家的是，如果用农家肥或有机肥，一定要确保人畜粪尿是经过充分发酵的，否则其中没有被杀死的寄生虫卵和致病菌就很容易对人体健康产生危害，而且危害远比化肥或农药严重。

真相 3：要警惕有毒野菜。 种菜是一门技术性很强的农业学科。要想自己种菜安全，首先你得认识你种的蔬菜是什么，并且了解蔬菜的习性。

有些蔬菜是有毒的，不建议种，尤其是一些不常见的野菜，如果种植反而可能带来更大的安全风险。此前就有媒体报道某地一个三口之家，女主人自己种菜，却搞不清楚自己种的蔬菜品种，结果种了一种民间俗称"甜茄"（学名龙葵）的野菜，食用后一家三口中毒入院。所以，如果你对种菜完全不了解，是否能保证安全真不好说。

结论： 可以把种菜当成一种生活情趣，当然也可以为了方便食用，但自己种菜绝对不是万无一失的安全保障，对植物的不了解极有可能带来更大的风险。

要特别注意，种菜时施用的有机肥要充分发酵。另外，要谨慎选择种植的品种，烹调、处理时亦要特别注意。如前面提到的龙葵，其含有的龙葵碱的确有害，但它是水溶性的，而且比较怕热。通过恰当的烹调处理是可以降低中毒风险的，通常沸水煮一段时间就能去除龙葵中的毒素，降低食用风险。

　　如果知道这一点，应该也不会中毒，但是食品科学背后的知识，谁会都知道呢？

自酿葡萄酒真的更安全吗

　　真相 1：极易被杂菌污染。自酿葡萄酒虽然新潮，但同样存在风险，最大的问题在于可能的杂菌污染。

　　工业生产的葡萄酒在酿造过程中对于灭菌的操作要求很严格，如果混入杂菌，会破坏葡萄酒的正常发酵，影响口感。更有甚者，如果灭菌不彻底，杂菌很可能在其中生长，从而产生有毒物质，这也是自酿葡萄酒普遍存在的问题。

　　另外，相比工业生产中使用的酿酒酵母，家庭酿酒使用的酵母品种不一定能耐受较高浓度的酒精，因此最终得到的葡萄酒酒精含量可能不够高，不足以抑制杂菌生长，这也增加了安全风险。

　　真相 2：甲醇含量更高。自酿葡萄酒往往面临甲醇含量更高的风险。由于植物细胞壁中含有果胶，在发酵过程中不可避免地会产生甲醇。工业化生产葡萄酒时，一般会通过前处理、改良菌种和改善工艺等方法来降低甲醇含量。因此，工业生产的葡萄酒中甲醇的残留量会更可控，符合相应的安全标准，甲醇中毒的风险要小得多。

　　自酿葡萄酒由于受技术条件、知识水平的影响，很多人并不知道这样的操作，更不知道如何尽量减少甲醇的产生。所以，自酿过程中的甲醇含量往往不可控，风险可能更高，千万别敞开喝啊。

　　结论：自酿葡萄酒，可免则免。

自制酸奶真的更安全吗

　　酸奶的营养高、味道好，是一种老少皆宜的饮品，非常受人们的喜爱。可是总有人担心市面上销售的酸奶含有防腐剂、增稠剂等多种添加剂，于是他们选择在家自制酸奶，还有不少人特意买了酸奶机。

我要告诉大家，在家自制酸奶并不会更好。

真相1：发酵过度或不足。自制酸奶的基本原理其实就是在牛奶中接种乳酸菌，让它在合适的温度（一般在40℃）下大量繁殖（发酵），把牛奶中的乳糖分解成乳酸，进而形成酸奶。

普通家庭在自制酸奶的过程中很难保证常用的乳酸菌混合后的最适生长温度，受热不均匀会导致发酵过度或者发酵不足，结果常常是花了大量的时间却没有制作出好喝的酸奶。

真相2：器具消毒不严格。由于在自然环境中存在大量细菌，在进行发酵前我们必须对原料，如牛奶和发酵器具等进行消毒。但是，普通人在家庭环境中自制酸奶很难保证严格的消毒条件。即使将牛奶煮沸，把制备酸奶的相关器皿全部在开水中消毒，整个操作过程也难免受到其他杂菌的污染。

如果有杂菌污染，如盛装酸奶或者牛奶的容器没消毒或者在做酸奶前手没清洗干净，都可能导致其他杂菌的混入。这样制作而成的自制酸奶不仅不会更健康，反而还会对健康产生威胁。

至于大家担心的酸奶中的添加剂，其实只要合理使用并不会有什么安全问题，比杂菌污染的风险要小得多。

结论：如果不能做到严格消毒，最好不要在家自制酸奶，通过正规渠道购买的由正规厂家生产的酸奶都是安全的。

总的来说，自制食品同样存在安全风险，如果不了解自制食品背后的科学知识和安全风险，盲目自制，中招的可能性还是很大的。

快速解酒产品真的有效吗

毕超　江苏省人民医院河西分院

每逢假期,总会出现"吃货甩吃,吃到扶墙走;酒鬼甩喝,喝到睡街头"的情形,大家都知道过量饮酒有害健康,很多人也尝到了宿醉的痛苦,可是不管是朋友聚会还是工作应酬,饮酒似乎是不可避免的。那么,万一醉酒,那些快速解酒产品真的有效吗?

大量饮酒对身体有什么危害

我们谈解酒的方法是否有效,其实是有点儿本末倒置,最理想的情况还是要避免大量饮酒。

大量饮酒的危害可概括为"四伤四致",即伤脑、伤心、伤胃、伤肝;致畸、致癌、致营养不良、致死。

伤脑:相关数据显示,长期饮酒且平均每天饮酒 250 毫升以上的人群较容易发生酒精中毒性脑病。此外,酒精中毒还会对脑血管壁造成损害,诱发脑卒中。

伤心:《中国慢性病及其危险因素监测报告》对过量饮酒作出了定义:男性一次饮酒超过 5 个标准饮酒单位即为过量饮酒,女性一次饮酒超过 4 个标准饮酒单位即为过量饮酒。5 个标准饮酒单位约 125 毫升高度白酒、175 毫升低度白酒、3 瓶啤酒或者 750 毫升葡萄酒。长期过量饮酒可能引起酒精性心肌病,表现为心脏扩大、心律失常、心力衰竭甚至猝死。此外,急性酒精中毒可诱发急性心肌梗死。

伤胃:酒精对消化道黏膜及消化腺具有毒性刺激作用,过量饮酒可引起慢性胃肠道炎症，并发贲门黏膜撕裂症、上消化道出血、消化道穿孔等。

伤肝：长期过量饮酒极易引发酒精性脂肪肝、酒精性肝炎、酒精性肝硬化等肝脏损伤。

致畸：过量饮酒可导致不孕，即使怀孕也可影响胎儿发育。孕妇饮酒，酒精还可通过胎盘直接毒害胎儿，造成胎儿发育异常，甚至发生流产、死产。

致癌：酒精是一种致癌物质，乙醇及其分解产物能够破坏细胞，从而导致癌症。

致营养不良：酒虽然热量高，却不含维生素、矿物质及氨基酸等营养成分，长期大量饮酒时如进食减少，可造成明显的营养缺乏。此外，酒精对消化系统的损害又进一步加重了营养不良。

致死：酒后外伤，急性酒精中毒诱发脑卒中、心肌梗死及中毒后呕吐窒息等均有可能致死。

快速解酒产品真的有效吗

要说清楚快速解酒产品是否有效，我们首先要了解酒精在人体内的代谢过程。

酒精主要在肝脏中代谢，只有极少量（2%～10%）直接经肾脏从尿液中排出或经肺从呼吸道呼出或经汗腺排出。

酒精在体内的代谢过程：消化道黏膜上的乙醇脱氢酶把少部分酒精转化为乙醛；大部分酒精进入肝脏，通过肝脏的乙醇脱氢酶转化为乙醛；依靠乙醛脱氢酶和肝内的 P450 酶把乙醛氧化为二氧化碳和水排出体外。

从上述过程看来，酒精在人体内的分解代谢其实主要是靠乙醇脱氢酶及乙醛脱氢酶。在人体中，都存在乙醇脱氢酶，而且数量基本相等，但缺少乙醛脱氢酶的人就比较多。乙醛脱氢酶的缺少使得酒精不能被完全分解为二氧化碳和水，而是以乙醛的形式继续留在体内，使人产生醉酒症状。

这样看来，只要是给予足够的乙醛脱氢酶，不就可以达到解酒的目的了？然而，理想很丰满，现实很骨感，目前市售的各种解酒产品均没有增加人体内乙醛脱氢酶数量的作用。

因此，我们只能得出一个令人遗憾的结论：迄今为止还没有一种真正的解酒产品。那些吹得神乎其神的解酒产品都是在忽悠。

什么方法可以减少酒精对身体的伤害

虽然没有靠谱儿的解酒产品，但我们可以在饮酒前采取适当的方法减少酒精对身体的伤害。

我们喝得有多醉，是微醺，还是酩酊大醉，不省人事，取决于血液中的酒精浓度。决定血液中酒精浓度的主要因素是体内的含水量，所以饮酒时最好多喝些水。

如果在饮酒之前吃一顿大餐，我们就不容易喝醉了，这是因为乙醇脱氢酶在胃黏膜中有少量存在，饱腹时酒精停留在胃内的时间更长，胃可以分担通常只由肝脏承担的工作。由于男性胃中的乙醇脱氢酶通常比女性多，所以这种方法对男性更有效。

其实，最重要的还是少喝点儿酒！即便你认为酒好喝，也不要贪杯！

饮用红酒有益健康吗

红酒对人体健康有益这一观点源于众所周知的"法国悖论"：虽然

法国人的饮食富含饱和脂肪酸，但冠心病的发病率却相对较低。20 世纪 90 年代初期，两位热爱红酒的科学家提出了一种解释，或许是法国人钟爱的红酒由于某种原因抵消了他们饮食中不健康的部分。

现代研究表明，红酒中被认为对血管有益、能够舒张血管的特殊成分叫作多酚，它是一种来自葡萄籽和葡萄皮的天然化学成分。但这不能成为多喝红酒的理由，因为在其他许多饮料与食物中也含有多酚。如果我们的饮食中包含丰富的水果、蔬菜、坚果和全麦谷物，将会摄入大量多酚，也就无须特意从红酒中摄取了。

酵素能减肥吗

孙文广　上海交通大学医学院附属国际和平妇幼保健院

"酵素"是近期网络流行的热词，很多产品宣传其能够排毒养颜、瘦身、提高免疫力，甚至能预防心脑血管疾病、肿瘤以及各种疑难杂症，几乎无所不能，被称为"口服的黄金液体"。尽管价格不菲，为了健康，人们还是趋之若鹜。

那么，酵素究竟为何物，真的有那么神奇吗？

酵素和酶是一回事吗

"酵素"一词来源于日本，即酶。酶是由活细胞合成的、对特异底物具有高效催化作用的蛋白质，是机体内催化各种代谢反应最主要的催化剂。我们体内的酶有很多种，如助消化的胃蛋白酶、胰蛋白酶等，它们在身体各处发挥作用。

目前市场上作为食品或保健食品的酵素，却与酶有着本质的区别。依据日本山内慎一编著的《保健食品袖珍宝典》，酵素具有"植物之酶的提取物"或"植物酶提取之精华"的含义，是以小麦、米胚芽和大豆等植物为原料，用乳酸菌或酵母发酵制成的发酵食品。我国的传统发酵食品，如豆瓣酱、面酱、腐乳、泡菜、酒酿、米醋等也属于酵素食品。

酵素的保健功能得益于其所含的黄酮类、植物色素、有机酸和超氧化物歧化酶（SOD）等活性成分，乳酸菌和酵母等益生菌以及各种氨基酸、维生素和矿物元素等。这些有益成分使酵素具有了一定的抗氧化、清除自由基、改善胃肠功能、调节肠道菌群、通便等保健功能。

2016 年，中国生物发酵产业协会为规范酵素产品，制定了《酵素产品分类导则》，食用酵素是指以动物、植物、食用菌等为原料，添加或不添加辅料，经微生物发酵制得的含有特定生物活性成分，可供人类食用的酵素产品，包括水果酵素、糙米酵素、香菇酵素、益生菌酵素等。

我国对保健品有明确的注册及生产经营规定。保健品是声称具有特定的保健功能或以补充维生素、矿物质为目的的食品。作为保健品，必须具备以下四个特征：必须是食品，不是药品；以调节机体的功能为主要目的；有特定的保健功能；有特定的适用人群。上述四个特征是大家在选择保健品时需要把握的原则。

自制果蔬酵素安全吗

随着酵素食品的迅猛发展，一些自制的酵素食品也开始流行，较为常见的是果蔬酵素。

通常情况下，商业化的酵素产品对于发酵的基质、菌种、温度、湿度及工艺均有严格要求。家庭自制果蔬酵素的做法则简单许多，一般是用多种水果和蔬菜，加上砂糖或蜂蜜，在密封桶或泡菜缸中任其自然发酵。

在这个过程中，如果用于发酵的水果、蔬菜等质量不佳、清洗不净或容器消毒不彻底，难免存在有害杂菌污染的可能。在发酵过程中，还有可能产生诸如展青霉素、赭曲毒素等霉菌毒素，食用了含有这些有害成分的果蔬酵素，很容易引起肝肾损伤，危害健康。

另外，发酵的过程受外界环境，如温度、湿度的影响比较大，一旦这个过程不可控，那么在发酵过程中就会产生甲醇等有害物质。

有学者对自制果蔬酵素中的亚硝酸盐含量进行了检测，其含量为中国食品安全标准中允许的最高限量的 100～400 倍。

水果酵素能减肥吗

有一种说法流传甚广，即"水果酵素中含有脂肪分解酶，可分解人体脂肪，能让人减轻体重、保持身材"，这是真的吗？

水果酵素的原料主要包括各种水果和糖，它们在密封的条件下自然发酵，产物中含有糖、乳酸、酒精、氨基酸、维生素、矿物质以及一定数量的乳酸菌或酵母菌、蛋白酶、脂肪酶。

乍一看，有脂肪酶，与产品的宣传果然一致！脂肪酶是一类水解油脂的酶类，它作用的对象是天然油脂，作用的部位是油脂中脂肪酸和甘油连接的酯键，理论上脂肪酶确实可以水解脂肪。但是，脂肪酶既然是酶，那么它就是由蛋白质构成的，脂肪酶被我们吃进嘴里，进入胃中，在胃酸和胃蛋白酶的作用下，构成脂肪酶的蛋白质会变性、分解，进而失去活性。连活性都没有了，又何谈分解脂肪呢？

为什么还有人说吃了酵素确实瘦下来了？一些打着"水果酵素"旗号的减肥产品曾被国家相关部门查出非法添加盐酸西布曲明，而盐酸西布曲明是一种中枢神经抑制药物，曾用于肥胖症的治疗，现已在全球大多数国家停止使用。看了这些，相信你会对水果酵素的"减肥神话"有所感悟吧。

用开水烫碗筷、用湿巾擦手真的能消毒吗

朱仕超　四川大学华西天府医院

相信你身边总有这样的人：去餐馆吃饭，非要用开水把碗筷涮一下；不想去洗手，就拿湿巾擦一擦，或者用免洗洗手液搓一搓；孩子的玩具，隔几天就要用酒精擦一下；定期用含有消毒成分的洗涤剂给一家人的内衣内裤消毒……

"医生，其实我也嫌麻烦，但是一想到大千世界里这么多细菌和微生物，随时随地要侵犯我们，不放心嘛！"

真有那么多不放心？下面我就给大家说一下，这些常用的消毒方法究竟能让人放心，还是只能图个心理安慰。

清洁≠消毒≠灭菌

清洁是去除物体表面的有机物、无机物和可见污染物的过程，也就是把看得到的脏东西洗干净。把孩子衣服上掉的饭粒、油点儿洗掉，一般来说就属于清洁。清洁这一步只能清除大部分细菌，但不能完全消灭它们。

消毒比清洁更高级一点儿，就是消灭除芽孢外的所有细菌、病毒、真菌等有害微生物。如果说拿水把碗上的残渣冲干净了算是清洁的话，那把碗放在热水里加热直至水沸腾则算是消毒了。常用的消毒方法有高温消毒、液体化学消毒（如酒精、含氯消毒剂、戊二醛、双氧水、

碘伏等）、气体化学消毒（如臭氧）。

灭菌大概是"干净"的最高级别了，严格来说，专业的灭菌可以消灭物体表面的一切微生物。常用的灭菌方法有高温灭菌（如压力蒸气灭菌、干热灭菌）、化学灭菌（如环氧乙烷气体、低温甲醛蒸气、过氧乙酸等）。

用开水烫碗筷能消毒吗

如果真的是"烫"，那绝对有用！细菌、病毒虽说很凶，但确实怕烫的东西。但大家的常规做法是无法达到消毒效果的，因为要达到消毒效果，至少要同时满足两个条件：①要将消毒的物品完全浸没于水中；②加热煮沸（100℃）至少 5 分钟。对比一下不难发现，我们日常所谓的"开水烫碗筷"是达不到上述条件的。

有些餐馆配备了消毒柜，消毒柜可以为碗筷消毒吗？消毒柜是可以消灭大部分病原微生物的。但是要注意，有些餐馆里的消毒柜可能并没有通电，又或者消毒柜里面也是脏兮兮的。

综上所述，如果你要选择在外面吃饭，就不要太过纠结碗筷的消毒问题，因为"开水里头涮一涮"这种常规的做法真没多大意义。

实在要烫，就尽量倒刚出锅的开水，烫的时间不要少于 5 分钟，虽然达不到 100℃，但也能消灭大多数病原微生物。

如果想在家里讲究一下碗筷的消毒问题，也很简单，就是将碗筷放到锅里煮。虽说煮沸消毒达不到医学专业的灭菌水平，但在日常生活中通过煮沸消毒消灭绝大部分病原微生物后，剩下的一些顽固分子也不会通过生活用品直接进入我们的身体里，对我们的危害几乎可以忽略不计。

划重点
正确的碗筷消毒方法

把洗干净的碗筷放入干净的锅中,将碗筷全部按入干净的水中,然后从水沸腾开始计算时间,煮沸 15 分钟。

虽然将水煮沸(100℃)后 5 分钟可以消灭绝大多数细菌、病毒、真菌等病原微生物,但考虑到有些餐具的边边角角 5 分钟可能消毒不彻底,所以一般建议煮沸 15 分钟。

注意事项

1. 塑料碗筷不要采用煮沸消毒的方式,因为塑料制品可能含有各种添加剂,煮沸可能导致其变形甚至分解,产生有毒物质。

2. 建议每周消毒一次,太频繁煮沸消毒可能缩短碗筷的使用寿命,尤其是竹木材质的餐具。

3. 如果家里有免疫力低下的成员,如婴儿、孕妇或患有传染性疾病(如甲肝)的人,建议加强消毒频率,如每天消毒一次。

用湿巾擦手能消毒吗

湿巾的使用频率真的非常高,孩子手有点儿脏要拿一张湿巾擦一擦,在外面吃饭觉得碗脏也要拿一张湿巾擦一擦。

不过,平时用湿巾的时候你有没有注意到自己用的是哪种湿巾呢?用的湿巾带不带消毒功能、带不带护肤功能、有没有香喷喷的味道?

目前市面上的湿巾按用途分为三类。第一类是只有清洁作用，但不能消毒的普通湿巾，主要用于皮肤清洁。第二类是带有抑菌功能的卫生湿巾，能抑制细菌生长，但不能达到消毒水平。第三类是消毒湿巾，能达到消毒水平，用于皮肤或物体表面的消毒。

如果你出门在外，确实没有洗手的条件，用清洁类湿巾擦擦手是可以的。但是如果有可以洗手的条件，就不要偷懒，最好还是好好把自己的手、孩子的手在水龙头下冲洗干净吧。

用免洗洗手液能消毒吗

"既然湿巾种类多，不好选，擦手也不稳当，那我用免洗洗手液行不行？"现在市面上销售的免洗洗手液是指可以替代流水冲洗的洗手液，含有消毒（以醇类为主）和护肤成分，可以快速挥发，所以又叫速干手消毒液，常用于医院、银行、超市、机场等公众场所，主要作用是无水手部免洗消毒。

尽管含有护肤成分，但其中的消毒成分往往具有一定的刺激性，还可能造成皮肤的过敏反应。此外，免洗洗手液易燃，使用时要远离明火，单独交给孩子使用是非常不安全的。

免洗洗手液虽然能够达到消毒的效果，但是在日常生活中，如孩子玩儿泥巴、颜料的时候用免洗洗手液，搓一搓未必能让污渍完全消失，这就是消了毒却不清洁的典型。

还需要提醒的是，免洗洗手液中含有多种化学制剂，如果孩子吃饭时不小心把手指放进嘴巴里，是不是也让你担惊受怕呢？

在日常生活中，尤其是对于那些经常把手弄得脏兮兮的小朋友，我们不推荐用免洗洗手液替代洗手。如果有条件用清水洗手，就还是乖乖地去洗手吧。

用酒精擦玩具能消毒吗

低龄的孩子喜欢把玩具塞到嘴巴里啃，爱干净的妈妈、奶奶就看不下去了，玩具上面细菌好多啊！病从口入啊！要定期拿酒精擦一擦玩具才放心。

我想和家长说，这样真的要不得！酒精是一种可以达到消毒水平的消毒剂，主要成分是乙醇，临床上常用浓度为 70%～80% 的酒精来消毒皮肤和物体。但酒精具有刺激性，尤其对于儿童，很容易引发皮炎。在日常生活中不建议家长使用酒精进行擦拭消毒，尤其是含有多种添加剂的食用酒精，更不能用其擦拭孩子的玩具。

划重点
孩子的玩具应该如何正确消毒

耐湿热的玩具可以用蒸气消毒；不耐热的玩具可以用物体表面消毒湿巾擦拭消毒，之后用清水冲洗干净、晾干即可；皮毛、棉质玩具可以在清洗后于阳光下暴晒。

如果孩子总体来说是健健康康的，那也不必每次玩过玩具之后都要进行严格消毒，只要使用后清洗干净，在太阳下晒干，保持清洁就好。

用含有消毒成分的洗涤剂、小苏打清洗内衣内裤能消毒吗

市售含有消毒成分的洗涤剂，其主要成分为含氯氧化剂，具有消毒、漂白和洗涤等功效，但对皮肤有一定刺激性和腐蚀性，如果没清洗干净可能对皮肤造成伤害，尤其是内衣内裤保护的娇弱部位，所以不

建议日常使用含有消毒成分的洗涤剂清洗内衣内裤。

　　小苏打，即碳酸氢钠，溶解于水呈弱碱性，并不是消毒剂，也无杀菌作用。多数细菌生存于酸性环境中，小苏打的弱碱性可在一定程度上抑制细菌的生长，所以只能说小苏打有一定的抑菌作用，但并不能消灭细菌。小苏打对皮肤和黏膜也有一定刺激性，加热到50℃时成为碳酸钠，刺激性和腐蚀性更强，不可随意使用。

　　内衣内裤虽然紧贴皮肤，但并不需要每次都进行严格消毒，洗净晒干就可以了。

　　最后，给大家一个日常消毒提示：日常使用的物品，最重要的是保持清洁，有必要的时候再消毒。

　　人类的皮肤黏膜本身就常居细菌，其中很多还对人体有益，少量的常见菌可帮助人体形成正常的微生态环境，可以改善免疫力。如果我们一直生活在严格的无菌环境中，免疫力反而会越来越弱。

有机食品，真的是你以为的那样吗

阮光锋　科信食品与健康信息交流中心

最近几年，有机食品越来越流行，很多人到超市买东西也只挑"有机"。商家趁机大肆宣传有机食品不使用化学添加物、纯天然、更营养、更安全，不少消费者对其趋之若鹜。不过，有机食品是不是真的更好呢？它值得人们的爱吗？

什么是有机食品

虽然有机食品非常流行，不过究竟什么是有机食品，关于这个问题还是会让很多人产生疑惑。

有机食品其实就是按照有机产品的标准进行生产、加工、销售的供人类消费、动物使用的产品。对于有机食品，我国的国家标准中详细规定了对其生产、加工、标示和管理的各种要求。如物种（粮食、蔬菜、水果、牲畜、水产、蜜蜂等）未经基因改造；生产过程不得使用化学合成的农药、化肥、生长调节剂、饲料添加剂等物质。除此之外，还对水质、空气、生态环境作出了许多细致要求，如生产基地要远离城区、工矿、交通干线、工业污染源、生活垃圾场等。

有机食品和普通食品的主要区别在于生产过程的控制，有机食品对生产过程的控制更为严格，如对农药、添加剂及化学产品的使用、对场地的选择等。所以，有机食品的生产、加工和销售必须由政府机构认证。

有机食品虽然流行，但是人们对于有机食品的认识也存在很多误区。一起来看看大家对有机食品究竟存在哪些认识误区吧。

误区一：有机食品不使用食品添加剂。

经常有人说有机食品是无添加的。这是不是真的呢？

其实，有机食品的生产会用到添加剂。我国国家标准对有机食品的生产作出了明确规定，有机食品可以使用添加剂和加工助剂。所以，不要以为有机食品是无添加的。

误区二：有机食品不用农药，不会有农药残留。

国家规定，有机食品在生产和加工过程中不使用人工合成的化学物质，如化肥、化学农药、化学生长调节剂。所以很多人会主观地认为有机食品不会使用农药。

有机食品确实不能使用人工合成农药，但不代表它不使用农药，只是它用的是有机农药。目前，我国国家标准规定，有机食品在生产过程中是允许使用农药的，包括一些植物源和动物源的杀菌剂、杀虫剂，如天然除虫菌素、鱼藤酮类等；还有一些矿物来源的杀真菌剂、杀虫剂等，如石灰水等。尽管和人工合成农药的来源不同，但它们同样具有毒性，也并非完全不残留，如果不清洗干净就吃下去，对身体同样有安全风险。

有机食品会存在农药等污染物残留的问题。食品的生产、种植离不开环境，也就是说土壤、水源和空气都会影响食品的质量，环境中残留的化学物质会转移到食品上。

误区三：有机食品就是纯天然食品。

很多人会将有机食品与纯天然食品画等号。其实，"纯天然"是一个非常不明确的概念。目前，包括我国在内的很多国家并没有针对纯天然食品制定明确的标准。人们很难界定究竟什么样的食品才算是纯天然食品。

在实际操作中，只要生产的食品没有添加人工色素、人造香精或者合成物质，食品生产厂商就会使用"纯天然"这个标签，甚至很多厂商会直接使用"纯天然"的标签。

如果按照人们所期望的没有农药等化学物质来作为评价纯天然食品的标准，我们根本找不到纯天然食品。要知道，随着现代社会的进步，农药、化肥等的使用越来越广泛，一些地区的空气和水等自然环境已经被污染，我们吃的所有食物都不可避免地含有这些物质。

误区四：有机食品更营养。

在很多人眼中，有机食品代表了健康食品，他们相信有机食品的营养价值比普通食品更高。不过，有机食品真的比普通食品更有营养吗？

科学家试着找到有机食品和普通食品营养价值的差异。2013 年的一项研究发现，有机番茄含有更多维生素 C，但它们通常个头较小，因此含量相差也很小。同年的另一项研究则显示，美国的有机牛奶含有更多 n-3 脂肪酸，但这更多和喂养的饲料有关。2015 年，新西兰的科学家对有机牛奶和普通牛奶的成分进行了系统分析，结果认为有机牛奶和普通牛奶的成分并没有明显差异，而且牛奶中成分的差异主要是由于奶牛所吃牧草和饲料的不同所致，与是否有机饲养无关。英国食品标准局曾对过去 55 项相关研究进行汇总分析，发现从营养质量角度比较，有机食品和普通食品间没有差异。法国食品安全局对食品中的干物质、碳水化合物、蛋白质、脂肪、矿物质、维生素及一些植物营养素等进行综合分析，结果发现目前的研究无法判定有机食品更营养。

目前看来，不管是学术界的主流共识，还是主要国家监管部门的态度，都认为有机食品在营养上与普通食品没有差别。

误区五：有机食品更安全。

由于有机食品生产过程中不使用化学合成的农药等物质，很多人就觉得有机食品更安全。其实，在安全性方面，有机食品未必更优秀。

首先，有机食品同样会使用农药。不管是使用合成农药还是植物源性农药，评估其是否安全的关键在于合理使用和农药残留量。有机农业中使用的植物源性农药对环境和动物也存在一定的安全风险。

其次，有机食品有天然毒素的风险。一些植物为了防范天敌，会产生天然毒素。有机食品也有被霉菌毒素污染的风险，如花生同样可能发霉，有可能被黄曲霉毒素污染；谷物有可能被真菌毒素污染。

最后，有机化肥有重金属和细菌污染的风险。有机蔬果不使用化肥，在种植时大多使用植物性堆肥或是动物排泄物。这就带来了一个问题：动物体内存在细菌和重金属，会随着粪便排出，用这些肥料种植出来的蔬果有可能沾染上大肠埃希菌、沙门菌等，可能导致食用者感染甚至死亡。

2011年德国一家有机农场的蔬菜导致3 950人大肠埃希菌中毒，53人死亡。2013年美国一家有机农场的冷冻混合莓导致甲型肝炎流行，造成162人感染甲肝。

这两次严重安全事故的源头都来自有机农业使用的粪肥。

法国食品安全局对有机食品和普通食品进行对比分析后发现，有机食品中的杀虫剂残留通常会更低，但对重金属、二噁英、真菌毒素、微生物等危害物残留分析后认为，无法判定哪一种体系的食品更安全。

美国农业部一直公开申明，不对有机食品是否更有营养和更安全发表评论，也不允许宣传有机食品对普通食品的优势。

所以，有机食品并不一定更安全，规范种植的普通食品和有机食品都是安全的。

有机食品是否值得购买

不论从营养价值，还是从安全性方面来看，有机食品都不会比普通食品更有优势，而且有机食品的价格通常会比较贵。据一些统计数据显示，这个价格差额高达 40% 以上。所以，不论出于什么目的，如果经济条件允许，买点儿有机食品无可厚非。

购买有机食品的理由千千万万，但大多和营养、安全没有多大关系。目前没有确凿的证据表明有机食品比普通食品更营养或更健康，但却有证据表明应该多吃蔬菜、水果。由于有机食品比普通食品价格更高，这对食物预算有限的家庭来说就不划算了。

考虑到吃有机食品并不会使人们身体更健康，所以如果鼓励人们食用有机食品，就可能最终导致蔬菜、水果吃得更少了，反而会适得其反。假如你有 10 块钱，本来可以买足够全家人吃的普通水果，但只买到非常少量的有机水果，结果就是根本不够全家人吃，这与追求健康的初衷背道而驰。

催熟的水果会导致性早熟吗

李清晨　哈尔滨市儿童医院

　　一则 4 岁女孩吃自家催熟草莓导致性早熟的新闻，让不少家长对草莓这种水果产生了不信任，继给"黄瓜使用避孕药"的假新闻之后，草莓这种水果也将被这种不负责任的言论毁掉吗？令人不解的是，虽然催熟草莓可导致小儿性早熟的新闻早在几年前就出现过好几次，但学术期刊上并未见任何一个个案报道，也没有任何相关专业人士在公开的学术场合将草莓列为导致性早熟的病因，那么这种煞有介事的新闻为何又屡屡见诸报端呢？催熟草莓真的会导致性早熟吗？

　　我们不妨先以女性为例，看看正常的性成熟过程大致是怎么样的。

　　宏观上女性从儿童到成熟女性的过程，也是微观上下丘脑 - 垂体 - 卵巢轴功能发育成熟的过程。这其中以青春期最为关键，世界卫生组织将青春期划定为 10～19 岁，其实这种划分并无截然界限，可因遗传、环境、营养等条件影响而有个体差异。

　　女性进入青春期后由于下丘脑分泌和释放促性腺激素释放激素，激活垂体分泌促性腺激素，使卵巢发育与性激素分泌逐渐增加，引起一系列变化，包括外生殖器由幼稚型变为成人型，阴道长度及宽度增加、黏膜增厚并出现皱襞，子宫增大、输卵管变粗，乳房开始丰满，出现阴毛、腋毛，皮下脂肪增多，渐渐出现女性体态，还有一个重要的标志就是月经来潮。经过青春期后女性开始进入性成熟期。

　　由此可知，女性性成熟的关键因素便是激素，但这种激素与靶器官（被激素选择性作用的器官如同靶子，故称其为靶器官）之间存在一种十分精准的对应关系，从下丘脑到垂体到卵巢再到子宫、乳腺，每一个过程都有十分复杂的步骤。反过来说，靶器官也只能被特定的激素刺激，这种关系类似锁钥，因此一个外来户想凭空插一脚难度是极大的——人类付出了极大的努力才能设计出可以用于干预性发育过程的药物。同样的，人类破解植物体成熟的过程也经历了诸多难关，应用植物催熟剂也只能改变植物的成熟进程，对动物体毫无作用。因此，给黄瓜应用避孕药，可以使黄瓜保持顶端花朵以装嫩，和吃催熟草莓导致女孩性早熟一样属于无稽之谈。前者的真相是对黄瓜涂抹了"防落素"这种植物激素（对人体的性发育毫无用处），而新闻中女孩性早熟的原因可就不是一句两句能说清的了。

从定义上来说，女童在 8 岁前（男童在 9 岁前）呈现第二性征（乳房发育等），或女童在 10 岁前来月经即可诊断为性早熟。按照这个标准，4 岁女孩就来月经当属性早熟无疑，那么，可能的原因又是什么呢？

绝大多数家长面对性早熟这一诊断时，第一个问题往往不是问如何治疗，而是问"是什么原因导致的?"在多数情况下，一个负责任的医生的理性回答应该是"对不起，我不知道。"

绝大多数女孩的性早熟在现今条件下找不到器质方面的原因（男孩则相反，80% 以上是器质性的），少部分由于卵巢肿瘤等因素导致的性早熟，其相关肿瘤究竟是如何发生的也尚不清楚。可以这样说，这些家长最着急知道的，恰恰在通常情况下是最没必要的，因为明确诊断之后，最重要的是如何治疗。

性早熟的治疗目标为抑制过早或过快的性发育（而非完全扭转），防止患儿或家长因性早熟出现相关社会或心理问题，改善因骨龄提前而减损的成年身高。但并非所有性早熟的孩子都需要治疗，对于没有器质性异常，经系统检查预测其成年身高不受损或对成年身高影响不显著者，就不需要进行药物治疗，只需要动态观察、定期复诊即可。其余的情况，则需要包括口服药物及手术在内的综合治疗。

既然在病因方面彻底遏制性早熟已属不可能，那么，作为家长就应该明确性早熟早期发现和及时处理的重要意义。如果发现女童乳房发育、月经来潮、出现外阴分泌物，男童睾丸增大等发育异常表现，都应尽早求治，以期将性早熟对患儿造成的伤害降到最低。

媒体上频繁出现的某种食物会导致性早熟的报道，绝大多数属于胡咧咧，如果抱着宁可信其有的心态，这也不吃，那也不碰，搞不好将会给孩子造成比性早熟更大的伤害——营养不良。

至于某些所谓的"滋补品"，虽然它们未必会引起性早熟，但这类东西对孩子的成长并非必要，离这些"滋补品"远一些，倒不失为明智之举。

最后，那种在临床上相对少见且确实能够避免的一类性早熟，与其说是疾病，不如说是意外，如小儿误服避孕药，误用含有激素的成人化妆品及外用药物。因此，上述这些东西，家长还是保管到孩子够不着的地方吧。

身边的谣言

熬夜会引起猝死吗

马帅　首都医科大学附属北京朝阳医院

一听到早睡早起，大部分年轻人是无感的。现代社会，人们常常自觉或不自觉地熬夜，少则十一二点才入睡，更有甚者一整夜都无眠，很多人仗着年轻，觉得熬夜没有什么大不了的。

与之相对的是越来越多持续熬夜引起猝死的报道，让精彩纷呈的足球比赛、引人入胜的电视剧，甚至加班工作变成了"夺命杀手"。那么，熬夜真的会引起猝死吗？

应该承认，持续熬夜不眠不休的确是一些人猝死的诱因。据统计，因熬夜猝死的人，大多数死于突发的心脏病；其原因是熬夜导致生物钟紊乱，交感神经过度兴奋，使心跳加速，引发室速、室颤，造成心源性猝死。还有一些人死于脑卒中，其原因是血压过高，使脑血管破裂。

但是，熬夜并非猝死的根源所在，只有那些已经表现出心血管症状或者有心血管疾病家族史的人，熬夜才容易引起猝死。有猝死家族史的人更是熬夜猝死的高危人群。大多数猝死的年轻人患有心脏基础疾病或者脑血管先天畸形，但是这些情况往往在尸体解剖后才被发现。

对于普通人，熬夜增加猝死的风险吗

对于没有心血管疾病风险，身体健康的普通人，是不是就可以毫无压力地熬夜了？

答案是否定的。熬夜会影响心血管健康，增加普通人群心源性猝死的风险。其原因在于短期睡眠剥夺就足以使交感神经系统紧张，导致血压升高、肾上腺素等压力激素分泌增加、糖耐量降低、心跳不规则。所有这些因素都可导致冠心病。

慢性睡眠剥夺能促进高血压、肥胖和糖尿病的发展，而高血压、肥胖或代谢综合征等疾患恰恰是心脏病发作的诱因。

此外，睡眠不足会使机体免疫系统失调，促使血管壁的炎症反应水平上调，促进动脉粥样硬化的发生，从而增加卒中的危险。

所以即便是身体健康的普通人，也不要经常熬夜。

其实经常熬夜还有五大危害。

熬夜危害一：皮肤

表现：干燥、皱纹、暗疮、色斑。

晚上到凌晨是皮肤新陈代谢最旺盛的时间，如果身体在安睡，皮肤就可以游刃有余地处理代谢废物。如果人在熬夜，皮肤也正在张大毛孔，外界的有害物质就会吸附到皮肤上了。

熬夜危害二：眼睛

表现：视力下降、视力模糊。

熬夜时最劳累的器官是眼睛，眼肌长时间疲劳会导致暂时性视力下降。如果长期熬夜、劳累，可能在某次熬通宵之后出现视力模糊、视野有阴影或视物颜色改变。

熬夜危害三：肠胃

表现：胃痛、反酸。

人在熬夜时容易饮用浓茶、咖啡，还有可能在晚餐之后再吃一顿丰盛的夜宵，这些对我们的肠胃都是不良刺激，甚至可能引发胃溃疡。

熬夜危害四：大脑

表现：记忆力下降、反应迟钝、头痛、失眠。

大脑在睡眠中修复负责记忆的细胞，如果得不到充分的休息，这部分细胞就会损失得越来越多，导致记忆力下降。熬夜时，原本应该休息的大脑要一直"加班"，后果就是出现注意力不集中、反应迟钝，甚至头痛、失眠。

熬夜危害五：免疫力

表现：身体免疫力降低，经常生病。

熬夜让身体处于持续消耗状态，免疫系统抵抗外界影响、修补体内组织的工作就要加倍，有可能导致免疫力降低，经常生病。

看了经常熬夜的五大危害，你是否也有些咋舌呢？的确，睡眠对于人的生理功能起着重要的调节作用，千万不要掉以轻心。早睡早起身体好，即便是没有心血管病史和家族史的健康人，为了长期的生活质量，也不应该不加限制地熬夜。

穿高跟鞋可以让小腿曲线更美吗

王华　深圳市人民医院

　　高跟鞋通常与性感、迷人、美腿、魅力有关，令人浮想联翩。世上没有女人会认为自己已经足够美了，任何让自己的美貌更上一层楼的机会一定不能放过！

　　因此，高跟鞋的普及率居高不下，身材娇小的女性自不待言，在身材高挑的女性眼里也没有最高，只有"恨天高"。

　　其实说起来，发明高跟鞋和促使高跟鞋流行起来的并不是女性，而是男性。16 世纪时意大利人发明了加高后跟的马靴，目的是让骑手能够扣紧马镫，不易脱落。传说法国"太阳王"路易十四为了让自己看着能更伟岸一些，就设计了豪华版的马靴，将后跟涂成红色，鞋面用丝绸、天鹅绒装饰，反正是什么贵用什么。据说路易十四的鞋跟最高超过 10 厘米，一点儿也不比如今的流行明星逊色。不过当时可不是什么人都能穿高跟鞋的，只有王室成员和贵族才能穿。

　　现在除了一些急需提升身高的男性外，高跟鞋基本已经变成了女性的专利。玛丽莲·梦露曾说："虽然我不知道谁最先发明了高跟鞋，但所有女人都应该感谢他"。

　　为什么灰姑娘穿上高跟鞋后会变成美丽自信的公主呢？最主要的原因是高跟鞋可以改变人体的比例，使双腿与身高的比例更接近黄金分割——0.618：1。古希腊的著名雕像——断臂的维纳斯，各部分比例几乎都蕴含着黄金分割的美学，被认为是女性人体美的典范。现今的女性腰以下的长度平均只占身高的 0.58，最直截了当的方法自然是通过高跟鞋增加双腿的长度了，所谓"让小腿曲线更美"其实来源于此。

不过这种取巧的美丽并不是没有代价的。长时间穿高跟鞋，无论鞋跟是 4 厘米还是 10 厘米，首先会引起足部负重的问题，进而影响关节、腰椎等部位。

正常人行走时脚部承担重量的部位有三个，分别位于前脚掌的内、外侧以及足跟，这三个点形成一个稳定的三角形来分散重量。正常情况下，脚跟承担约 70% 的重量，前脚掌承担约 30% 的重量。

随着鞋跟的增高，人体重心前移，人体的重量越来越集中到前脚掌，人体足弓天然的缓冲作用基本消失了，很容易引起脚部关节和腱膜的疲劳、损伤。穿高跟鞋容易脚痛就源于此。

此外，三角形稳定性被破坏以后，踝关节特别容易扭伤，尤其是穿细跟高跟鞋的时候，常会导致踝关节外侧副韧带撕裂，若不幸受伤撕裂，往往需要 2~3 个月的时间才能恢复。

如果长时间穿着高跟鞋，前脚掌的异常负重会导致足横弓塌陷、关节损伤。加上为了漂亮，很多高跟鞋是尖头或窄身设计，长期压迫会导致跚外翻，引起一系列问题，如大脚趾内侧关节突出与鞋子摩擦引起红肿、疼痛（跚囊炎）；第二、三脚趾的关节局部负重过大引起脚底皮肤增生（胼胝，就是脚底厚厚的老茧）、鸡眼等。

跚外翻引起的这些问题如果不及时处理，后期就很可能需要通过手术来矫正，甚至需要截断骨头以后重新摆正，手术后的恢复需要很长时间。

穿上高跟鞋以后，女性身材变得更加曼妙多姿，其实是因为脊柱弯曲度的改变。正常的人体脊柱颈椎、腰椎有往前的生理弯曲，胸椎的生理弯曲是往后的，从侧面看是一个 S 形。穿上高跟鞋以后，身体重心前移，这时候为了维持身体不向前倒，骨盆前倾，腰椎的前凸增加，大腿、臀部一直到腰部、背部的肌肉收紧，就会起到提臀、挺胸的效果。这种状态虽然让人显得风姿绰约，不过持续时间过长就会引起腰、腿部肌肉的疲劳以及腰椎关节的损伤，容易出现腰酸背痛，上了年纪以后也更容易出现腰椎的退行性变。

至于传说中的穿高跟鞋会使小腿曲线更美则是无稽之谈。除了腿部长度增加形成的视觉效果以外，高跟鞋对小腿肌肉的影响完全是负面的。脚跟抬高以后小腿后面的肌肉（腓肠肌、比目鱼肌）自然会处于松弛状态。长时间处于这种状态，会导致肌肉的无力、短缩，甚至在脱下高跟鞋以后因为肌肉弹性、力量不能完全恢复，一走路就会觉得小腿肚疼痛。

不过说了那么多，对追求美丽的女性来说，该穿高跟鞋的还是要穿。既然非穿不可，那就要想些办法尽量避免穿出问题。首先，能少穿尽量少穿，出席重要场合那是没办法，逛街、购物、出门旅游、长时间行走的时候就不要穿了，否则完全是自己找罪受；其次，鞋跟不要太高，又不是上台表演，穿着"恨天高"其实并不好看，鞋跟尽量不要超过4厘米，最好不要选择细跟高跟鞋；再次，平时多做足部、小腿肌肉锻炼，多参加各种体育运动，可以增强肌肉的力量和弹性；最后，脚部感觉疲劳的时候可以用温水泡泡脚，不要用硬的东西按摩脚底，更不要去公园走鹅卵石路，那样只会雪上加霜。

含氟牙膏真的致癌吗

许桐楷　北京大学口腔医院

氟，是广泛存在于自然界的物质之一，关于氟的发现有很多可歌可泣的科学掌故，但这不是我们讨论的重点。现在要和大家讨论的，是广泛流传于坊间的一个传闻——含氟牙膏致癌。

想象一下，你正在刷牙，突然听到有人和你说"知道吗，千万不能用含氟牙膏啊，这东西致癌！"你会不会先是一惊，想到自己已经刷了几十年的牙，吓得差点儿把嘴里的牙膏全吐出来？

"含氟牙膏致癌"说法由何而来

关于这则说法的由来，比较靠谱儿的解释是，一些学术性研究曾经探讨过氟化物过量摄入对人体的危害，得出了可能会导致"神经、内分泌疾病甚至癌症"的结论。虽然这些结论本身还是有争议的，但是却使"含氟牙膏致癌"的说法甚嚣尘上。

那么事实究竟是怎样的？

事实上，在牙膏中添加氟化物进行防龋是 20 世纪口腔预防保健的最大发现。无数的大规模、可信度高的研究均证实，使用含氟牙膏是安全、有效、低成本的预防龋齿的手段。从未有任何研究证实使用含氟牙膏会导致患癌风险升高。即使很多人感觉用过含氟牙膏后口腔黏膜或者口周皮肤会有少许不适，那也基本是牙膏中的其他成分导致的，人类对氟化物过敏的情况极其罕见。

用了含氟牙膏会变黄板牙吗

"用了含氟牙膏会变黄板牙"也是很多人对含氟牙膏心存顾虑的原因之一。大家担心的黄板牙，对应的医学术语为氟斑牙。氟斑牙的主要成因确实是由于在生长发育阶段，摄入了过多的氟，导致牙釉质的发育受到影响，最终形成了白垩色且带有棕黄色斑块的牙齿。因为这种牙齿严重影响美观，故而让部分人"谈氟色变"。

在氟斑牙的定义中，有两个关键点需要大家特别注意：一是"生长发育阶段"，二是"摄入"。翻译一下，即一定是在8岁以内的时候把过量的氟吃到了肚子里。能够满足这个条件的氟来源一般是饮用水，如果当地的饮用水处理不到位，水中含氟量过高，那么在长时间大量饮水的过程中氟就会在体内累积，最终导致氟斑牙。

换言之，如果你已经成人了，就算喝了含氟量过高的水，也不会造成氟斑牙；如果你并没有把氟吃到肚子里，只是在嘴里含了一会儿又吐出去，那么也不会造成氟斑牙。

含氟牙膏是通过局部作用在牙齿表面，使得牙齿中的矿物质更加坚固、更加耐腐蚀，进而起到防龋作用。刷牙后漱口能够将牙膏中的氟带走，并不会造成氟的过量摄入。

说到这里，有人又会产生这样的顾虑——虽然漱口能够带走大部分的牙膏，但是刷牙时难免会咽掉一点儿泡沫，日积月累是不是也会造成氟超标？

答案是不会的。对于含氟牙膏中的含氟浓度，国家是有明确规定的，不许超过1 500ppm（一种浓度计量单位），也就是说，1克牙膏的含氟量不会超过1.5毫克，在牙刷上挤满牙膏也就不到1克，而每人每天摄入3毫克以内的氟都是安全的。所以只要不是每天都把刷牙时的所有牙膏全部吞进肚子里，使用含氟牙膏刷牙就不会造成氟过量，绝对安全。

高氟区的人使用含氟牙膏安全吗

高氟区，顾名思义，就是饮用水中含氟量较高的区域。那么是不是生活在这些区域的人们都是氟斑牙，都不能安全使用含氟牙膏呢？

显然不是。高氟区的划分是非常宏观的，只要该省内有饮用水是含氟量较高的，那么就将该省划为高氟区，实际上可能只有几个乡县或者几个村的水是不合格的。

我国近些年投入了很大的财力、物力治理水质问题，目前基本上只要是自来水公司统一供应的自来水就不存在氟超标的问题，所以即便生活在高氟区，也无须恐慌，含氟牙膏该用还是要用。

如果所处地区的饮用水确实氟超标，那么是不是就不能再使用含氟牙膏了？也不是。即使饮用水中含氟量较高，其浓度也不会超过10ppm，而医学界公认500ppm以下的氟浓度是起不到防龋作用的。

换句话说，喝再多含氟量超标的饮用水，也无法预防龋齿，还是要靠含氟牙膏高浓度、短时间的防龋作用。

再退一步说，如果所处地区确实由于饮用水问题导致了大量氟斑牙，正常使用含氟牙膏依然不会加重氟斑牙的情况，还会大大降低龋齿的发病率；如果不使用含氟牙膏，氟斑牙的情况不会缓解，反倒容易变成满嘴"虫牙"的氟斑牙。

儿童使用含氟牙膏安全吗

提出这一问题的人，主要的考虑是小朋友普遍不能很好地掌握漱口这一技能，会比大人吃掉更多牙膏，而且为了让小朋友养成刷牙的好习惯，很多儿童牙膏在口味上都调制得非常香甜可口，这也导致小朋友会更加主动地去吃掉牙膏。

和成人类似，儿童使用含氟牙膏是否会中毒，是不能脱离剂量来谈的。刚才已经帮大家算过了,对于成人,只要不是整口整口地吃牙膏,就不会中毒。但小朋友确实是有特殊性,体重小、发育中,所以我们要更加谨慎小心。美国牙医协会最新发布的指南中明确指出,从孩子长出第一颗牙齿开始,就要使用含氟牙膏刷牙,但要注意用量,不足3岁的孩子,每次的用量约为大米粒大小;3~6岁的孩子,每次的用量约为黄豆大小。在这个用量,漱不漱口都是没有问题的。当然,对于有孩子的家庭,一定要把牙膏放置在孩子无法触及的地方,防止孩子误吞。

每天使用含氟牙膏,既不会致癌,也不会变成黄板牙,对于成人和儿童,含氟牙膏同样安全。为了口腔健康,快点儿用起来吧!

排毒，可以休矣

李清晨　哈尔滨市儿童医院

2008 年，昔日风光无限、赫赫有名的"排毒教父"林光常，因其推销的"排毒疗法"使数位癌症患者拒绝化疗，最终不幸死亡，随后遭到司法部门的调查，并最终被判有期徒刑两年六个月。他的折戟沉沙一度使我天真地认为，像"排毒"这类为了某种商业目的硬生生捏造出来的概念该寿终正寝了，可当我看到网络上还在反复传播着"人体排毒周期表"时，才如梦方醒，原来是我高兴得太早了。

这些所谓的"人体排毒周期表"为人体好多系统器官安排了特定的时段，认为某时段是该器官的排毒时间，事实上果真如此吗？就让我这个外科医生以精细解剖的手法对这个所谓的"人体排毒周期表"来个抽丝剥茧、剔骨穿心。

人体排毒周期表：晚上 9 点至半夜 11 点，淋巴排毒。

此时淋巴系统活跃起来，你应该静下心来，听听音乐，使自己尽量保持安静。这样淋巴系统就会很顺利地完成排毒工作，提升你的免疫力。

真相：淋巴系统在时刻不停地循环。

我想，创作出这个所谓"人体排毒周期表"的作者可能连淋巴是怎么回事都没搞清楚：组织液进入淋巴管即为淋巴液，而组织液是血浆中的液体从毛细血管滤过而形成的，正常人每天生成 2～4 升淋巴液，大致相当于全身的血浆量。

淋巴系统在时刻不停地循环，全身的淋巴液最后经由全身的淋巴管收集，进入右淋巴管和胸导管，进入静脉。淋巴回流的生理意义在于回收蛋白质、运输脂肪及其他营养物质、调节体液平衡、防御和免疫功能。淋巴液在回流途中要经过多个淋巴结，在淋巴结中的淋巴窦内有大量具有吞噬功能的巨噬细胞，可以将红细胞、细菌和其他微粒清除掉。这个过程是持续的，晚上 9 点至半夜 11 点这个时间段对淋巴系统来说一点儿也不特殊。

人体排毒周期表：半夜 11 点至凌晨 1 点，肝脏排毒。

此时你就应该熟睡了，不要熬夜，此时不睡觉的话，肝脏就会很累，肯定要受损的。

真相：就解毒功能来说，肝脏其实是个"小时工"。

肝脏是人体最大的腺体，不仅在糖、蛋白质、脂肪、激素、维生素的代谢方面与全身各组织器官密切相关，而且有分泌、排泄、生物转化的作用。肝脏的解毒功能便是一个生物转化的过程，以酒精为例，绝大部分的酒精经肝脏代谢（其余经肾脏和肺代谢），每小时每千克体重代谢 100～200 毫克酒精，一个体重为 70 千克的人，每小时代谢酒精的量为 7～14 克，这个过程产生的代谢产物对人体有毒，如果想减少肝损害，不饮酒肯定有好处。

就肝脏的解毒功能来说，其实它是个"小时工"，也就是你什么时候饮酒，它什么时候启动针对酒精的解毒功能，在半夜 11 点至凌晨 1 点这个时间段如果你没饮酒，也就不存在解毒这回事了。

人体排毒周期表：凌晨 1 点至凌晨 3 点，胆排毒。

此时亦应继续熟睡，以便有利于肝胆的排毒。

真相：胆囊排胆汁需要有食物的刺激。

很多人对胆囊的认识存在误区，想当然地认为胆汁是在胆囊中产生的，其实胆汁是由肝细胞连续分泌的。在非消化期，胆汁生成后，经肝管流出，一部分进入十二指肠，一部分进入胆囊，浓缩贮存；在消化期，胆囊收缩，胆汁排入小肠参与小肠内的消化。

也就是说，胆囊排胆汁需要有食物的刺激，如果胆囊只在凌晨1点至凌晨3点这个时间段排胆汁，那人的消化功能可真的要出问题了。

人体排毒周期表：半夜至凌晨4点，脊椎造血。

此时必须要熟睡，千万不要熬夜啊！

真相：人体的脊椎不造血。

人体的造血过程通常可以归纳为：胚胎期卵黄囊造血，其后肝脾造血，4个月后骨髓开始造血并逐渐增强；到婴儿出生时，完全靠骨髓造血。成年人若出现骨髓外造血，已无代偿意义，属于造血功能紊乱。

脊椎造血？地球人不是这样的。至于半夜至凌晨4点则更是鬼扯！

人体排毒周期表：凌晨3点至清晨5点，肺排毒。

平时咳嗽的人，此时就会加重咳嗽，但此时却不应该立即服用止咳药，以免抑制肺部有毒物质的迅速排出。

真相：咳嗽不是排毒，而是对于刺激的反应。

在这个谣言里，唯一可取的一点就是不要随意服用止咳药。咳嗽本身不是病，而是针对呼吸系统某种疾病造成刺激的反应，需要对因治疗，如为细菌引起的肺炎，则需要应用抗生素。

肺的主要功能是呼吸，吸入氧气，排出二氧化碳，至于排毒……你故意吸进去一些刺激性气体试试就知道了，立刻会引起剧烈咳嗽，不管几点吸。

人体排毒周期表：清晨 5 点至清晨 7 点，大肠排毒。

此时就是你上厕所的最佳时机。假如你没有大便，就说明你有不正常的地方了，很需要去医院看看，检查一下究竟是哪里出了问题。

真相：什么时候有屎什么时候去拉。

虽然我们建议养成规律排便的习惯，但是对于人类而言，什么时候有屎什么时候去拉才是硬道理，如果每天都是下午 4 点半有便意，非要等到 5 点再去拉，这可是在和自己的健康"赌气"啦！

人体排毒周期表：清晨 7 点至上午 9 点，小肠排毒。

在这之前，你理应吃早餐，不然一天的营养就会匮乏。治疗疾病的人最好在清晨六点半之前吃早餐，养生的人可以在七点半之前吃早餐。奉劝那些不习惯吃早餐的朋友，务必养成每天吃早餐的好习惯。

真相：难道晚上吃饭，小肠就不发挥吸收功能了？

小肠确实是主要的吸收器官，包括水、无机盐、糖、脂肪、蛋白质、胆固醇，难道晚上吃饭，小肠就不发挥吸收功能了？笑话！

至于早餐时间，这个提法本来就是大部分人的进餐时间，是一句正确的废话，但没有证据证明不在这个时间段吃早餐会产生什么危害。治疗疾病的、养生的更无须非在某个时间进餐不可。这个说法纯属煞有介事地危言耸听。

人体这架精妙的"机器"经过了长期的进化，其实早已有了一套完善的代谢、排泄及解毒体系,根本无须刻意"排毒"。在正常情况下,人体的水平衡、酸碱平衡和离子平衡在神经系统、内分泌系统以及多种器官的参与下保持良好,只有在极端情况下才会出现紊乱和异常。这种调节是无时无刻不在进行的,只是休息时较轻微,运动时较剧烈而已,并不会选择特殊的时间进行。

摸黑玩手机，眼睛会突然失明吗

游玉霞　北京爱尔新力眼科

大家应该经常能看到类似《睡觉前玩手机小心得眼癌》《睡觉前玩手机小心失明》等文章，看完后吓一跳，可还是忍不住继续玩手机。

那么，睡觉前关灯玩手机，对眼睛的伤害真的有这么大吗？

平常玩手机对眼睛的影响

很多人的眼部不适其实和过度用眼，尤其是长时间使用手机有关系。大致可以用一个疾病来概括，就是视频终端综合征。

这个疾病简单来说就是一系列和使用电脑、手机等视频终端相关的眼部和视觉问题，包括眼睛干涩、刺痛、酸胀、畏光流泪、频繁眨眼、视物模糊、视力不稳、视物变形、复视、眼皮沉重感等眼部不适，和头痛、眩晕、食欲不振、记忆力下降、颈肩腰背酸痛、关节功能障碍等全身症状。

看晕了吧，现在知道看太多电子屏幕会有多少种不适在等着你了吧？有研究表明，很多人在使用电脑 1 小时后就可能出现视物模糊、眼胀、眼痛等视疲劳症状，并且视疲劳程度和使用视频终端的时间显著相关。手机的屏幕比电脑更小，一般我们看的距离会比电脑更近，因此眼睛的负担其实更重。

摸黑玩手机的额外危害

首先，关灯后玩手机，和日常玩手机相比，最主要是光线对比反差过于强烈，更容易导致眼睛干涩、酸胀等干眼和视疲劳症状，还可能导致近视度数增加，尤其对于眼球仍处于发育中的青少年影响更大。

其次，在暗光的情况下瞳孔会变大，对于一些本身前房角就比较浅的人，有可能诱发房角关闭，眼压急剧升高，引起急性闭角型青光眼。这是一种很严重的疾病，可能对视力造成很大的损害，最严重的还可能导致失明。

还有一种比较常见的情况，就是出现暂时性的看不见或看不清楚，主要表现为在黑暗中长时间玩手机后，一只眼睛能看到东西，另一只眼睛却看不到或看不清东西，要过一段时间才能慢慢适应暗环境。这个主要与用手机的习惯和人眼的暗适应有关。

晚上用手机，很多人习惯于侧躺着用一只眼睛来看，另一只眼睛闭着，或者另一只眼睛可能被枕头或被子遮挡。这时如果突然关闭手机屏幕光线，在黑暗的情况下，可能发现之前看手机的那只眼睛什么都看不到了，另一只眼睛却可以正常视物。这其实是人眼的暗适应。平时我们从亮的地方走到暗处时，也会有这种感觉，觉得眼睛什么都看不见了，需要适应一段时间才能逐渐看到暗处的东西。

我们人眼的感光细胞分为视锥细胞和视杆细胞。亮环境下，视锥细胞来感光。在强光刺激下，视网膜中的视锥细胞立刻可以投入工作，因此从暗处到亮处，我们虽然会觉得刺眼，但是总能在瞬间看清物体，这个过程叫作明适应。暗环境下，视杆细胞起作用，其可以生成对弱光敏感的视紫红质，大大提高人眼对光的敏感度。

晚上关灯后用手机，如果是一只眼睛在看，在关闭屏幕光线后，就等于这只眼睛需要进行暗适应才能看清东西，而另一只眼睛由于闭眼或被遮挡，本来就处于暗环境中，已经完成了暗适应，因此就会产生一只眼睛能看见，另一只眼睛看不见或看不清的情况。

除了暗适应，也有文献报道长时间暗光下玩手机，可能会对感光细胞产生一些影响，从而出现视力下降。不过这基本是可逆的，在一段时间后眼睛的视觉功能一般可以得到恢复。

因此，从护眼的角度来看，不建议躺着玩手机，尤其是关灯后躺着玩手机。如果一定要玩手机，请注意以下两点。

注意光线：很多人建议把手机调成夜间模式，认为手机屏幕过亮，与环境对比度过大，会让眼睛疲劳。但我并不赞同这种说法，手机屏幕还是要保持正常亮度，最好是能开个阅读灯或者夜灯，使得手机屏幕与环境的对比度不太大就可以了。手机亮度过暗不仅有可能导致青光眼发作，而且会增加视疲劳。

双眼要同时看：尽量不要侧躺着玩手机，如果一定要侧躺着玩，注意不要压迫眼球，避免出现一直是单眼看手机的状态。最好是双眼以差不多相同的距离在看手机，且眼睛不要离屏幕太近。

当然，最好还是睡前戒掉玩手机的习惯。

酒店的毛巾、马桶会传染性病吗

董禹汐　卓正医疗

不少人有这样的疑问，公共环境，尤其是比较私密的但又被重复利用的设施，如酒店的毛巾、被褥、马桶、水杯，公共浴室、更衣柜、浴袍等，会不会存在清洗或消毒不彻底，传染性病的可能？

这样的困扰当然不是毫无缘由产生的，酒店偶尔会被曝出床品、浴品清洗不力的负面新闻，公共浴室甚至无须任何爆料，大家就会对"密切接触"的物品有所忌惮。为了应对这种局面，甚至出现了"隔脏睡袋"这样具有"大智慧"的发明。

在皮肤性病科的诊室，经常会见到由于某项性病指标阳性来就诊的患者，当患者问及"我这病是怎么得的"的时候，医生看看患者身边的家属，沉吟道："可能是你去洗浴中心洗澡，内裤不小心放在污染的柜子里了……"

但真相是这样吗？

医生这么说是为了挽救患者的家庭关系。"性病"之所以叫性病，当然是通过性行为传播的可能性最大，其次是血液传播、母婴传播。

究竟有没有一点儿可能，性病是通过共用环境或物品传染的呢？

我们先来看看常见的性病有哪些。

★梅毒：由苍白螺旋体所致。

★淋病：由淋病奈瑟菌所致。

★艾滋病：由 HIV 所致。

★尖锐湿疣：由人乳头瘤病毒所致。

★生殖器疱疹：由单纯疱疹病毒所致。

★滴虫性阴道炎：由阴道毛滴虫所致。

★阴虱病：由阴虱所致。

所以，能否通过共用环境或物品传染性病，就要看这些细菌或病毒离开人体后的生存能力有多强。假设酒店或公共浴室至少每 24 小时清洁或消毒一次，如果这些细菌或病毒离开人体能坚持存活 24 小时并且常规的洗涤、消毒、烘干对它们毫发无伤，那么我们就认为有传染的风险。

实际上它们的生存能力如何呢？

★苍白螺旋体：在宿主外不易生存，煮沸、干燥、肥皂水以及一般的消毒剂，如石炭酸、酒精等很容易将其杀死。

★淋病奈瑟菌：不耐干燥或低温，适合在潮湿、35～36℃、含 2.5%～5% 二氧化碳的环境中生长，在完全干燥的条件下 1～2 小时死亡，各种消毒剂均可以杀死淋病奈瑟菌。

★HIV：美国疾病预防控制中心（CDC）宣称"即使含高浓度的 HIV 血液或体液，干燥几小时，HIV 的传染能力会减少 90% 以上"，HIV 几乎无法在体外存活。

★人乳头瘤病毒（HPV）：能耐受干燥和低温，但只能在人体存活的组织细胞内以复制的方式进行繁殖，无法在体外的组织培养和细胞培养中生长，它在人体温暖湿润的环境下最易生存、繁殖。体外加热至 56℃以上 20 分钟、福尔马林、2% 戊二醛溶液可将其灭活。

★单纯疱疹病毒：对热和干燥敏感，在 50℃湿热环境下或 90℃干燥环境下 30 分钟即可被灭活，对紫外线、X 线照射敏感，对含碘消毒剂、过氧氯酸、甲醛敏感。

★阴道毛滴虫：生长的适宜温度为 35～37℃，离开人体，如在坐便器、内衣、浴巾及洗澡水中只能存活 45 分钟。

★阴虱：相对特别，离开宿主 48 小时以上才无法存活，偶尔会因带有阴虱或阴虱卵的阴毛脱落，经马桶坐盖、床上用品、毛巾和内衣裤接触传播。消灭阴虱，需要对床单、毛巾、浴品进行煮沸，需要对马桶等进行认真仔细的消毒。

这样看来，大多数病原体离开人体的生存能力并不强，而且酒店、公共浴室对共用环境或物品都有标准的清洁、消毒流程和质量控制，因此可以认为即便有相关残留，但传播的可能性并不大。

况且，这些病原体要有足够的活性、与皮肤容易感染的部位（破溃的皮肤表面、黏膜等）接触，才可能诱发疾病，如果出差需要住酒店，不妨先用创可贴等将皮肤破溃处保护起来。

担心和害怕多半是由于对恐惧内容的不了解，看到以上信息，你是否会对这些细菌、病毒离开人体的生存情况有了更清晰的认识呢？

通常情况下，性病不会通过酒店的毛巾、马桶、公共浴室传播，但在不能确保环境消毒符合标准的情况下还是鼓励大家注意共用环境或物品的卫生，毕竟身体是自己的，对共用环境或物品保持警惕是好习惯，大家应该保持良好的个人卫生，但不必为此过度焦虑或陷入恐慌。

袜子与内衣裤混洗会传播疾病吗

陈语岚　知乎"医学"话题下优秀回答者

大多数时候我并不是一个好为人师的人，而是一个沉默的美少女。但有时候你我都会遇到一些"不吐不快，吐了又很奇怪"的场合。

比如上个月我到药店买一盒创可贴，听到两个大姐在聊天，其中一个说："就怪我家'老鬼'，多少年的脚气都不治，还把袜子丢进来跟我的内裤一起洗，我怎么能不得阴道炎？"

顿时我内心的洪荒之力就……

我不认识大姐，不好当场开课，但是又实在憋得慌，于是决定把这里面的误区写成一篇文章给大家看。

沾了脚气的袜子会导致阴道炎吗

足癣，是最常见的皮肤浅表真菌感染，它可以表现为足跟的角质增厚、脱屑、小红丘疹，也可以表现为足趾间的脱皮、渗液，通常伴随一定程度的瘙痒。足癣之所以如此常见，是由于它可以通过共用浴具、拖鞋等途径传播，在拖鞋混穿的家庭里，常常是一人得病，全家脚痒，也有可能从脚上蔓延到趾甲上、手上、大腿上、屁股上……

霉菌性阴道炎，是最常见的妇科炎症，将近八成的女性在一生中至少得过一次霉菌性阴道炎。大多数时候，它并非由外来致病微生物引起，而是自身菌群失调，其中一支菌种异军突起所致。常表现为外阴阴道瘙痒，出现豆腐渣样白带，有时出现排尿痛、性交痛。

粗略地说，这二者都是真菌感染，因此常有些一知半解的人认为它俩是一回事。

然而，真菌是一个很大的家族，里面有很多成员！引起足癣的是红色毛癣菌，引起霉菌性阴道炎的是白念珠菌，长得就完全不一样啊！你远房亲戚欠一屁股债，债主说反正你们都是一家的算你头上吧！你同意吗？

红色毛癣菌如果被传播到屁股上（不管是别人的还是自己的），虽然不会引起霉菌性阴道炎，但是却可以引起另一种皮肤病，那就是股癣。

股癣常发生于大腿根，呈环形或半环形，皮疹通常略隆起于皮肤，表面还常有少量鳞屑，有一定程度的瘙痒。到皮肤科轻轻刮取皮屑到显微镜下观察，能看到红色毛癣菌或它的孢子，这点与足癣一样，因此充分证明了它们之间的关系——是由同一种病原体引起。

脚上的红色毛癣菌是怎么跑到会阴上去的？除了抠脚后又触摸皮肤其他部位外，浴盆、毛巾等浴具也可以传播，未经充分消毒的纺织品上也可以沾染。因此，文章开头提到的大姐的顾虑假如真的发生了，引起的会是股癣而不是阴道炎。

袜子与内衣裤混洗到底会不会传播疾病

提到袜子与内衣裤混洗会传播疾病，不少在国外生活过的人会觉得奇怪：欧美地区的洗衣房里摆放着一排排的公用洗衣机，大家都是拿着衣服来，看哪台空着，就把自己的衣服一股脑儿塞进去洗，别说内外衣了，连你我都不分，也没见他们股癣特别多发啊？

是体质不同吗？不！不管是白种人、黄种人、黑人，对红色毛癣菌都没有特别的抗体。欧美一些国家之所以能混洗衣服却不导致疾病传播，主要是因为他们的洗衣粉、洗衣液里常常默认添加了消毒剂，而在我国衣服的消毒并没有普及到如此程度，大多数的洗衣粉、洗衣液里并未额外添加消毒剂。

在一些大型超市和电商处可以购买到单独的衣物消毒剂，这些消毒剂多含有间二苯酚或是复合漂白活化剂，对日常比较常见的致病菌，如金黄色葡萄球菌、大肠埃希菌、引起霉菌性阴道炎的白念珠菌、引起足癣和股癣的红色毛癣菌都有一定的抑制甚至杀灭效果，能真正达到"消毒"的目的。

因此，衣物混洗，不是绝对不可以，只是需要额外添加衣物消毒剂。此外，洗衣温度高于 60℃，也会明显提高对致病微生物的杀灭效果。当然，最重要的还是把脚气治好，断绝隐患的根源。只要做到了这些，我举双手赞成——把适合机洗的东西都塞进洗衣机里洗，解放劳动力。

蹲着如厕比坐着如厕更健康吗

李文丰　知乎"医学"话题下优秀回答者

网友们经常会讨论一个问题，即排便时到底选用蹲厕好，还是坐厕好……嗯，这是个问题。

首先告诉大家，我家里面是蹲厕，没有坐厕，但准备安装坐厕。

毫无意外，蹲着排便更符合人类的生理结构，排便也会更加顺畅。为什么这么说？因为人类在几百万年的进化过程中早就养成了蹲着排便的习惯，不是坐着，不是躺着，更不是趴着。

蹲着排便不仅符合人类的生理结构，而且也是反应最为迅速的，这个反应迅速不单指排便迅速，还包括逃跑迅速。试想一下，当远古人类在野兽出没的丛林荒野中排便时，突然草丛中蹦出一只大猫，你说这个时候哪个姿势更有利于逃跑？肯定是蹲着！

为什么说蹲着排便最痛快、最顺畅呢？这是有医学根据的。人体肛门附近有一根 U 形的耻骨直肠肌，它从一侧耻骨出发，在直肠后绕一圈，连接到另一侧耻骨，形成一个环，正好把直肠钩住，使直肠形成一个尖端向前的角度，这就叫肛肠角。人在一般坐姿时，肛肠角大约是 90°，而蹲姿时肛肠角可达 110°，从理论上讲，肛肠角越大，直肠越垂直，排便自然就越顺畅。

另外，人在蹲姿时，腹部的挤压能减少腹部用力，促进排便，缓解排便困难。所以，蹲姿排便时用力较小，我们只需要轻轻一憋气，哎，就出来了，顺畅的话可以"一泻千里"。不得不说，有时候用力排便是致命的，尤其是对于有心脑血管疾病的老人来说，一用力憋气可能会引发心肌梗死或者卒中，这并不罕见。

现在坐式马桶非常流行，难道它一点儿优势也没有吗？非也。坐式马桶的优势非常明显，那就是舒服！蹲着虽然更容易用力、排便更顺畅，但是蹲着得多累啊，而且不是每个人都能舒服地蹲下去，蹲久了会腰酸、背痛、腿麻、静脉曲张，尤其是对于老人、孕妇或体力衰弱的患者，蹲着排便很容易出问题，这些人就更适合用坐式马桶。

坐着排便的劣势，上面也说了，就是肛肠角比较小，直肠不够直，而且坐着没有腹部朝下等重力作用，导致腹部用力更多、排便耗时更长。这有可能加重痔疮，甚至可能导致肛门脱出。

这时候就有人提出了看似两全其美的方法：坐姿时脚踩一个小板凳，通过减少大腿与躯干的夹角，试图模拟和蹲姿排便时一样的效果。然而这其实并没有什么用，因为肛肠角的角度并没有改变。

家里到底是选用蹲厕还是坐厕，答案因人而异，大家可以根据家庭需求进行选择，最好是既有蹲厕，又有坐厕，满足不同人的需求。老人、孕妇等自然选坐厕更方便，而普通人用蹲厕的排便体验感可能更好。

不论是蹲厕还是坐厕，养成良好的排便习惯才是最重要的。对于排便习惯良好的人来说，管他蹲厕、坐厕，一样能"快意恩仇"，而对于经常便秘的人来说，即使用蹲厕也不一定能解决问题。

减肥一定要低脂吗

郑西希　北京协和医院

作为一个全职工作又要控制体重的人，对于减肥这个话题总是特别敏感又充满困惑。今天我们就来整理一下关于减肥的是是非非。

体重是由基因决定的吗

有一种说法是体重是由基因决定的，有人天生吃不胖而有人喝凉水都长肉。

肥胖确实有基因的成分，如先天缺乏瘦素的小鼠，它们进食明显增多并且导致严重肥胖。人类中也有一些遗传性疾病会让体重控制机制出问题，从而导致肥胖，但这只是极少数情况。对于大多数人，体重是基因和环境因素共同作用的结果，而且研究显示通过改善环境和生活方式治疗肥胖可以达到和使用药物类似的效果。

从 20 世纪初到现在，人类肥胖的比例是明显上升的，而人类的基因并没有太大的改变，改变的只是环境因素，这更加说明了后天生活习惯和环境对于体重的影响非常大。

热量逆差是可以简单叠加的吗

减肥和热量差有关，摄入的热量小于消耗的热量就会出现热量逆差，但是热量逆差是不能简单叠加的。做一道简单的数学题：如果每天多消耗 100 千卡的热量，一年大约可以多消耗 36 500 千卡的热量，0.5 千克脂肪可以提供 4 500 千卡的热量，这样算下来一年大约可以减掉 4 千克脂肪，5 年可以减掉 20 千克脂肪。但是在临床试验中看到的是，每天少摄入 100 千卡的热量，5 年大约能减掉 4.5 千克脂肪，和预计相差甚远。

这是为什么呢？这是因为身体会通过各种方法拒绝改变，降低基础代谢，努力将体重控制在稳定的调定点，导致所减的体重并非简单的热量消耗。热量逆差并不会完全体现在减掉的脂肪上，也会流失肌肉等瘦体重，所以热量逆差 ≠ 减掉的脂肪。减肥不只是做数学题这么简单，而是要持续让自己的身体处在新的挑战中，离开自己的"舒适区"，才能维持减肥的速率。

多吃蔬菜和水果能减肥吗

很多人提到减肥的第一反应是吃"草"、吃水果以及喝果汁、代餐之类。

蔬菜和水果本身是有益健康的，大多数健康食谱推荐每天摄入几份蔬菜、水果，被很多营养师、医生推荐的"地中海饮食"也是一样。但是如果不在其他行为和生活方式上作出改变，如在摄入很多主食的同时还吃大量的蔬菜、水果，或者仍然保持静坐的生活方式，那么单凭吃蔬菜、水果本身是无法减肥的。

还要提醒大家注意的是，水果中的糖分含量较高，而升糖指数是吃某种食物后血糖升高的速率，很多水果的升糖指数很高，特别是热带水果，如菠萝、荔枝、杧果、木瓜，升糖指数达到 60 以上（纯葡萄糖的升糖指数是 100）。

与水果不同，果汁是把水果中的糖分提纯而弃去了膳食纤维部分，果汁的升糖指数普遍比同种水果高出 20 左右，所以只喝果汁的代餐不一定能减少热量摄入，而且升糖指数更高，让人体合成的脂肪更多、饿得更快。

减肥一定要低脂吗

减肥≠低脂，这是近几十年营养学研究的一致结果，数不胜数的试验证实低脂肪膳食的减肥效果并不是最好的，而且"地中海饮食"的脂肪含量达到 37% 左右，比普通膳食要高，但它却是一种非常健康的饮食方式。

"减肥就要减少脂肪摄入"是一种根深蒂固的错误观念。有些人的想法是吃什么长什么，多吃脂肪就长肥肉。这种观念是错误的，所有的食物，不论是脂肪、碳水化合物，还是蛋白质，都要经过消化吸收后成为最基本的小分子才能被人体吸收，98% 的胆固醇是内源合成的，而不是从食物中直接获得。多少热量会储存为脂肪是由热量平衡和激素调控的。

另外一些人的想法更有道理一些，1 克脂肪相当于 9 千卡热量，而 1 克碳水化合物相当于 4 千卡热量，脂肪能量密度高，所以吃多了更容易发胖。这种观念是没错，但是脂肪的升糖指数低、消化所需时间长，所以只要适量、搭配好，脂肪也是减肥利器，况且健康的脂肪（如橄榄油、深海鱼、坚果）含有更多的不饱和脂肪酸，有益于心血管健康。

随着"低脂"概念的流行，很多食品生产厂家会利用"低脂"作为卖点，低脂饮料比比皆是，但细看食品标签，这些"低脂"食品的含糖量超高，并且含有很多增稠剂、着色剂，这些合成食品反而是减肥的大敌。

减肥真的只需要节食而不用运动吗

运动本身消耗的热量比起运动后的那顿大餐可能微不足道，跑步

30 分钟或者 4～5 千米消耗 250～300 千卡热量,相当于 5 块巧克力饼干的热量。很多人认为运动了就可以多吃一点儿零食,这样肯定是不能减肥的。

运动的好处不止在于运动当下消耗的那点儿热量。运动是一种很好的减压方式,比起坐在电脑前吃零食更为健康,且多种研究证实运动有益于心血管健康、骨骼健康。

同时,运动(特别是抗阻运动,也就是我们日常理解的力量训练)还利于肌肉生长,更多的肌肉本身就可以帮我们消耗更多热量,增加基础代谢率,让我们更容易瘦下来,人看着也更紧实。

女性体内只有很少量的雄激素,想长肌肉非常困难,以我们日常的运动量根本不用担心肌肉过度增加、维度过大的问题,毕竟这是很多专业运动员每天进行刻苦训练依然很难达到的。

运动 30 分钟以上才能消耗脂肪吗

很多人认为运动 30 分钟以上才能消耗脂肪,所以减肥一定要做长时间的有氧运动。这个说法已经没办法追溯源头了,但可以肯定的是这个说法是完全错误的。

从运动开始的第一分钟,就是糖原和脂肪混合供能,虽然运动时间越长,脂肪供能的比例越高,但也只是从 50% 上升到 60% 这样一点儿的差别,并不是运动一过 30 分钟人体就开始奇迹般地只消耗脂肪了。

那么哪种运动更有利于减肥呢?是有氧运动(强度低、时间长),还是力量训练(抗阻运动)呢?

在运动生理界的共识是,HIIT(短时间高强度＋爆发式抗阻运动)最有利于"燃脂",虽然这类运动的总时间并不长,但是可以产生持续的运动后"燃脂"效应。

如果早上练几组 HIIT，可以提升一整天的基础代谢率，持续"燃脂"。但是 HIIT 后会产生很强的饥饿感，所以记得一定要控制住自己，不要吃太多零食哦。

胃病真的能养好吗

马晋平　中山大学附属第一医院

老王是个"老胃病"，受胃病"三分治七分养"观念的影响，他还是个养生达人，热衷于收看各种养生节目，平时吃东西很讲究，不仅注意多喝粥，还会格外留心各种养胃食物，可这个老王的胃总是不争气，时不时地痛、不舒服。

喝粥能养胃吗

"喝粥养胃"这一观念可谓深入人心，似乎大家都认同这个观点。由于胃口差，很多人会选择在胃不舒服的时候喝粥，甚至还有长期喝粥来"治疗"胃病的。然而，"喝粥养胃"并不适合所有的人。从食物消化的角度来看，粥对于"胃不好"的人来说并不能起到什么神奇的治疗效果，胃的主要功能是存储和研磨食物，粥通常已经煮得很烂了，与被胃消化后的食糜性状相似，胃不需要再对其进行研磨、消化，可以直接送入小肠进行吸收。如果从给胃减轻负担的角度来说，喝粥确实有一些帮助，但如果说粥里面有什么营养成分能直接滋养胃则是牵强的，因此"喝粥养胃"的说法不是那么正确。

"喝粥养胃"并不适合所有人，尤其是对于那些容易出现反酸、烧心的胃病患者来说，喝粥反而有"雪上加霜"的嫌疑。一些人喜欢喝刚出锅的滚烫的粥，这是一种对胃不太好的喝粥方式。长期进食过热的粥，容易烫伤食管和胃黏膜，易引起癌变，建议待粥降至适宜温度后再喝。

胃病不能只靠养

试图通过喝粥来治疗胃病并不是一个明智的选择,喝粥养胃的作用有限,并不能直接治疗胃病或根除导致胃病的元凶。举一个简单的例子:很多胃部的不适是由于感染幽门螺杆菌导致的,如果喝粥能根治幽门螺杆菌感染,那医生也就不会采用三联或者四联疗法了。

"喝粥养胃"只是口口相传的说法而已,不可过于依赖或相信其治疗作用。其他坊间所谓"补胃""养胃"的食材或药材也是一样的,不用过于迷信。关于"养胃"并没有那么多的讲究,胃有自我修复能力,只需要停止对胃的伤害,去除病因,给胃一个良好的修复环境,它便能逐渐修复。如果一边不顾幽门螺杆菌感染的持续伤害,一边却费尽心思去寻找"补胃""养胃"的良方,那就是本末倒置了。

正规治疗是养胃的前提

胃病不能只靠养,平时我们常说的"胃病""胃不好"是一种很宽泛的概念。发生在胃部的疾病都能引起胃痛、胃部不适,都可以被称为"胃病"。但是这些所谓的"胃病",轻的可以是慢性浅表性胃炎或功能性胃肠疾病;严重的可以是胃溃疡、胃癌;还有的甚至不是胃部问题,只是症状表现在胃部而已。

胃部疾病靠养就能变好吗?显然不是,理性的做法是合理检查后再进行针对性治疗,明确胃病的诱因,是胃溃疡还是慢性萎缩性胃炎,是幽门螺杆菌感染还是功能性胃肠病等,再根据具体情况进行对因治疗、对症治疗。如果检查提示只是比较轻的浅表性胃炎、功能性胃肠疾病、程度较轻的萎缩性胃炎等本身并不是很严重的情况,说明平时对胃的保养其实还不错。

如果发现有胃溃疡、十二指肠溃疡、胃黏膜糜烂、幽门螺杆菌感染伴严重萎缩性胃炎等情况则不是只靠养就能好转的，这些情况一般有比较明确的病因，而且有比较好的治疗手段，要听医生的建议进行规范治疗。

关于胃的养护，专业医生给出的建议是别伤害胃，养胃不是为了把胃养成"铜墙铁壁"，好让我们能随心所欲、暴饮暴食，而是使胃处于正常状态，能吃能喝，不出现不适症状。

不要在所谓养生大法、养胃秘方里陷得太深，胃病本身就是个很宽泛的概念，有时该治就要治，治好了才去养。养胃本身并没有什么秘方、特效药。

"三分治七分养"的科学解读

"三分治"包括对因治疗、对症治疗和预防性治疗。

对因治疗：如果有十二指肠溃疡，且证实是由幽门螺杆菌感染引起的，就要针对幽门螺杆菌进行治疗，多数人经过正规治疗，其十二指肠溃疡能得到根治。

对症治疗：如果经常出现反酸、烧心等胃食管反流症状，可以使用抑酸药、促进胃肠蠕动药进行对症治疗。

预防性治疗：如果胃镜检查发现有高级别上皮内瘤变，为了预防癌变，建议听从医生的建议进行胃镜下切除等治疗。

"七分养"包括改变不良生活习惯，加强对胃部不适的关注。

戒烟酒：烟酒对于肠胃的刺激非常大。酒精能够直接损伤胃黏膜，导致广泛胃黏膜充血糜烂，甚至溃疡。吸烟不仅对肺不好，对胃也有很大影响，胃不好的朋友要注意，尼古丁进入血液影响胃黏膜血供，不利于胃黏膜的自我修复。此外，烟酒会诱发或加重胃溃疡、慢性胃炎。

放宽心情：许多人在工作压力大、生活不顺心的时候会感觉胃不舒服，这是因为精神压力过大会导致自主神经紊乱，表现为胃液分泌失调、胃黏膜血供减少等。轻者表现为胃口不好，严重者可导致胃溃疡的发生。如果你是这样的人，想要胃病不找你的麻烦，就一定要保持良好的心态。

听胃的话：如果反复几次吃了、喝了某些特定食物后出现反酸、烧心或胃部不适症状，如有些人喝了浓茶或者咖啡后胃就会不舒服，就别再轻易尝试了，既然你的胃不喜欢，何苦让它难受。其他诸如按时吃饭、不要吃得太饱或者让自己太饿、一日三餐定时定量，这些大家都能注意到。在门诊经常有人问："医生，有没有特别要注意的？"我总是建议他们不要盲目相信其他人的说法或者做法，而是应该记录自己的日常饮食，哪些吃了舒服，哪些吃了不舒服，每天都如实记录下来，几个月下来就会形成自己的健康档案和饮食指南了。

讲卫生：对于养胃来说主要是指严防"病从口入"，预防幽门螺杆菌感染，包括吃饭用自己的餐具、饭前洗手等小细节。幽门螺杆菌是很多胃病的元凶，很多人经过检查发现幽门螺杆菌阳性，但却没有不适症状，即便如此，幽门螺杆菌仍然是潜伏在胃内的破坏分子，可能在某一时段引起症状或病变。分餐制是一种预防幽门螺杆菌感染的好办法。

细嚼慢咽：咀嚼其实是消化的第一步，食物经口腔充分咀嚼后才能在胃里更好地消化，大的食物团块不易消化，容易产生不适症状。不少人因为牙齿的问题导致吃饭时咀嚼不充分，最终加重胃的消化负担，这种情况应该去口腔科就诊。

注意药物的副作用：现在心脑血管疾病越来越多，很多人在服用抗凝药物，如阿司匹林，这类药物很容易损伤胃黏膜，导致胃出血。针对这种情况，可以在内科医生的指导下选择更适合的剂型，如阿司匹林肠溶片，还可以同时服用一些保护胃黏膜的药物来预防阿司匹林对胃的损伤。其他容易损伤胃黏膜的药物还有激素（如强的松、可的松等）、解热镇痛药（如布洛芬、对乙酰氨基酚等），胃不好的人要注意这些药物的副作用，一定要遵医嘱服用。

及时就诊、定期检查：很多时候，"胃不好"并不是那么简单，有时甚至问题并不是出在胃这里。消化系统的疾病有时从感受和症状上是很难区分的，隔着肚皮你也看不到。一个胃痛，背后的原因可能是功能性消化不良，也可能是胃癌，有经验的消化科医生也要通过检查来最终确诊，所以不要随意自我诊断，胃不舒服了还是要及时就医。当然，慢性萎缩性胃炎患者也没必要整天担心自己的病会不会发展成胃癌，按时复查，做到心中有数，剩下的就交给医生吧。

三分治病，七分防病

如果有胃溃疡、十二指肠溃疡、胃黏膜糜烂、幽门螺杆菌感染伴严重的萎缩性胃炎等情况，情况不是靠养就能好转的，而是要听从医生的建议采用规范的治疗手段，等到病情好转后再去保养才有意义。上述情况如果不积极治疗，只靠保养是很难恢复的，千万不要本末倒置，延误病情。虽然治疗只占三分，但却是扭转病情的关键，保养无法代替治疗，只有科学对待"三分治，七分养"，才能保"胃"健康。

咽下的口香糖会黏住肠子吗

孙轶飞　河北医科大学

小时候,曾经听大人说千万不能把头发吃进肚子里,那样的话会把肠子缠住,当时可把我吓坏了。在那时候我的假想中,头发会在肠子外面把肠子捆在一起,让我的肚子翻江倒海一般痛起来,就像是孙悟空在铁扇公主的肚子里所做的那样。后来,医学科普书解除了我的恐惧。

书里清楚地展示了消化系统真实的样子,食物从口腔进入,经过整个消化道并经肛门排出。在这个过程里,不管是不是食物,经历了这个过程的东西都没有机会进入腹腔,自然也就不可能在肠子的外面缠住它。

然而,另外一种恐惧却依然挥之不去。头发虽然长,但是毕竟没有黏性,如果是口香糖这种黏性很强的东西呢?如果把它吃进去,会不会真的把我的肠子黏住呢?尤其是那些被粘在地面上、桌椅上的口香糖,竟是如此难以清理,更是加深了当初幼小的我心中的焦虑。

可是从另一方面讲,口香糖对我们又有着无穷的吸引力,因为我们的祖先在自然界中获得能量的机会远不如生活在当下的我们,所以会把目力所及的一切糖分都填进肚子里。就这样,对于糖分的依赖深深地刻在了我们的基因里。

如果你和我一样曾经对口香糖有着这样复杂的感情,那么现在就请和我一起来消除这个隐忧:口香糖到底会不会黏住肠子?

回答这个问题之前,我们先得知道,什么是口香糖?它的成分是什么?

口香糖的历史十分悠久，古希腊人就喜欢嚼一种乳香树脂来清洁牙齿，并且让自己的口气清新，而在瑞典更是出土过 9 000 年前的口香糖残留物，上面还留着某个古人的牙印。

现代意义上的口香糖，也就是我们现在吃到的口香糖起源于 19 世纪 60 年代。当时，从热带雨林的树上提取的糖胶在美国被用作口香糖的原料，因为随着口香糖销量的迅速增长，很快这种天然的产品就不够用了。于是口香糖便开始使用人工合成胶基来制作，1869 年 12 月，美国牙医 William Semple 获得了历史上第一个口香糖专利。

口香糖的成分主要包括 5 种，即胶基、甜味剂、乳化剂、香料和抗氧化剂，而我们要讨论的正是胶基。那么，什么是胶基呢？其实上面我提到的害怕肠子被黏住的恐惧就来自胶基。当我们吃口香糖的时候，开始会嚼出可口的甜味，这些甜味来自口香糖中的糖类成分。当嚼到最后，口香糖里溶于水的部分全都随着唾液慢慢溶化、吸收，剩下的那团没有味道的黏糊糊的东西就是胶基。

胶基主要包括三种成分。首先是碳酸钙，占到胶基的 30%～60%，大家对它并不陌生，因为在初中化学课中就时常看到它的身影。其次是松香酯，它来自松香，学习过小提琴这类弦乐器的人想必对它也不陌生，涂抹在琴弦上增加摩擦力的就是它了。最后，也是最重要的就是合成橡胶了，它跟普通的制作轮胎用的橡胶制品是完全不同的，对于质量的要求非常高，在全部的橡胶产量中只有一小部分可以用来制作口香糖。

由这些成分制成的胶基不会受到胃酸和消化液的侵蚀，所以并不会在消化道中被吸收。当口香糖被咽进去之后，胃和小肠会像对待其他食物一样，不停地通过自身的蠕动将它向消化道的末端运送，而胶基的有趣之处就在于，只要有大量的液体存在，胶基中的成分就会倾向于和水分子结合，也就不会变成硬块。

在消化道中，每时每刻都存在着大量的胃液和肠液，口香糖残留的胶基在其中自然会保持柔软的状态，也就不会板结成块黏住肠子。所以请放心，你在无意间咽进肚子里的口香糖通常情况下并不会黏住你的肠子。

那么，吃掉口香糖真的一点儿危险也没有吗？其实也有极为罕见的例外。

一种情况是在吃下口香糖的同时还吃进了其他无法消化吸收的东西，如硬币，在这种情况下口香糖会和其他的异物密切结合在一起，严重的时候甚至会引起肠梗阻，需要进行手术治疗。

另一种情况则是在吞咽时口香糖误入气管，那就是一个关于气管异物的话题了。

简单来说，吃掉口香糖并不会黏住肠子，尽管如此，也尽量不要吃它。另外，也请你注意，口香糖不要随地乱吐，否则它会变成极其难以清理的硬块，至于原因，刚才我们已经了解了。

使用了激素真的停不下来吗

盛晓燕　北京大学第一医院

日常生活中，你是否也问过或者听说以下问题："大夫，麻烦你帮我看一下，这个药含不含有激素""我能不能不用激素，我怕一旦吃上就再也不能停了""这个药含激素，吃了之后会不会长胖啊""吃含激素的药物是不是会得癌症"……

作为一名临床药师，在每天的药学门诊咨询中都会遇到特别多的患者及家属提出此类问题。可以明显感觉到大家对激素的恐惧几乎到了"谈激素色变"的程度，同时，抗拒激素类药物的使用也逐渐演变成了一种常态。

每个人都在心里默默地抗拒着激素，但是激素真的用了就停不下来吗？这个话题非常值得讨论。

激素是什么

医学教科书中对于激素的定义是这样的："激素是一种内源性活性物质"，说白了我们的身体本身便会产生激素。

要说激素神奇，那真是一点儿也不夸张，虽然在体内含量极少，但是激素的作用却非常强大。分泌后可以作用于特异性的器官，发挥特异性的作用，说白了它可以指哪儿打哪儿，很高效地去改变身体状态。

使用激素安全吗

相信很多人曾经通过各种渠道听过或者看到过一些人因为使用了激素而身体发胖、骨质疏松，甚至会得上股骨头坏死，于是乎大家在内心对激素是拒绝的。激素真的这样不安全吗？就让我们以最常见的一种激素——糖皮质激素来解释这个问题吧。

糖皮质激素是一种内源性激素，具有非常强大的抗炎、抗休克作用，在临床中使用非常广泛。哮喘是一种常见疾病，发作起来是非常危险的，如果不能立即改善症状，患者甚至会因此丧命。此时必须有一种药物能够在极短的时间内快速抗炎平喘，它就是糖皮质激素。

类风湿关节炎有"不死的癌症"之称，很多患者会出现关节肿胀、疼痛、畸形表现，而激素恰恰对类风湿关节炎有很好的治疗作用，能够有效地镇痛消肿，改善关节炎症状。

看到这里，你还会在医生开具激素处方的时候心存抗拒吗？

激素用上就停不下来吗

"依赖"是很多人恐惧激素的理由。事实上，大家所谓的"激素依赖"是由激素的特点决定的。

人体就好比一个设计精密的机器，激素的分泌受到指挥官——下丘脑与垂体的调节，这种调节可以使激素水平维持相对稳定。如果因为疾病，患者使用了激素，也就是有外源性激素进入体内，那么体内该激素的整体含量就升高了。

在这种情况下，指挥官就会下达命令，减少自身对于这种激素的分泌。在整个服药过程中，人体一直会接收到"减少体内该种激素分泌"的命令，以使体内激素的整体水平维持稳定。

　　如果服用了一段时间激素后患者突然停用，会出现什么情况呢？外源性激素突然没有了，指挥官毫不知情，而身体还在遵从指挥官的命令以较用药前少的量分泌激素。

　　前文已经说过，激素量虽少，作用却非常大。一旦激素水平突然降低，身体自然会出现很多问题。这就是很多人所说的"激素一旦使用就停不下来"的原因。

　　正因为如此，激素的给药和撤药都有非常严格的要求，虽然停药须逐渐减量直至停用，但可不是永久依赖。

慎用"祖传秘方"

　　有些不法商贩为了迎合大家恐惧激素的心理，将很多成分不明、剂量不清的"药物"包装成"祖传秘方"卖给患者。他们不仅夸大治疗作用，号称不含激素，而且绝口不提副作用。

　　在这里提醒大家，一定要谨慎对待所谓的"祖传秘方"，因为很多"祖传秘方"为了达到快速改善症状的目的，不仅会在其中添加激素，而且剂量往往更大。

　　对于大多数患者，由于不知道"祖传秘方"中激素的存在，往往要承担过量使用激素以及突然停药带来的后果，而患有某些疾病的患者，如高血压、糖尿病、骨质疏松等，他们擅自使用这些激素甚至会有生命危险。

　　正如事物都有好坏两面一样，任何药物都有副作用。难道要因为副作用而拒绝用药吗？当然不会，医生会在治疗作用和副作用之间慎重权衡，其中的关键就是掌握好病情的适应证和药物的用量。总之，激素类药物与其他药物一样，并没有可怕之处，取之有道，用之合理，它就可以为我们的健康保驾护航。

小贴士
教你一眼看穿激素药

很多治疗皮肤病的外用药膏中会含有糖皮质激素,这类药物大多是非处方药,消费者可以随意在药店购买。值得一提的是,药物除了商品名之外,还有一个通用名,如果药物的通用名或主要成分中含有"松"或"奈德",那么十有八九会含有激素。

对于这些非处方外用制剂,同样要严格按照说明书使用,做到定时、定量,不可超量长期使用。使用时,应该轻轻涂敷一层几乎看不见的薄膜,只涂在病患部位,不应涂于周围健康皮肤上。涂擦的次数应严格按照说明书的要求,并不是越多越好。用药时间较久、涂擦面积较大的患者,应该逐渐停药,不能突然停药。

膳食补充剂真的是智商税吗

田建卿　厦门弘爱医院

人从呱呱落地就开始吃，一辈子吃下来的食物要有 60 吨左右，要是用大卡车来装运，至少也要 30 辆大卡车才能装得下。能不能吃好这 60 吨的食物，就决定了我们能不能拥有健康的身体。

问题来了，吃什么才叫吃好呢？不少网络、媒体、商家传播"营养补充"的理念，膳食补充剂开始深入人心，走进千家万户。

据统计，2016 年中国膳食补充剂市场达 1 240 亿人民币。关心爸妈的深海鱼油、慰劳自己的维生素、驱赶疲劳的西洋参片、补充营养的蛋白粉，诸如此类的"补品"开始进入我们的视线。

然而，"人红是非多"，膳食补充剂火了，问题也随之而来。膳食补充剂补进了身体，我们希望的健康长寿是不是就会如约而至呢？

对于我们普通人来说，吃膳食补充剂到底是不是智商税呢？莫急莫急，且容我一一道来。

膳食补充剂到底是什么

膳食补充剂，又称营养补充剂、食品补充剂、保健食品等，官方对它的定义是"一种口服的，旨在补充膳食的产品（而非烟草），可能含有一种或多种以下膳食成分，如维生素、矿物质、中草药或植物提取物、氨基酸等。"

通俗地说，膳食补充剂就是一种吃的东西，这个吃进嘴巴里的东西，既不算是食品，也不算是药品，是处于食品和药品之间的一类能满足人体营养需要的物质，大多来源于天然动植物，部分来源于化学合成物，正确食用对人有一定益处，可维持或促进健康。

我们目前可获得的膳食补充剂形式多种多样，有药片、胶囊、粉末、饮品等。市面上较常见的膳食补充剂有维生素、钙剂、铁剂、益生菌、氨基葡萄糖、鱼油等。抗氧化剂也属于膳食补充剂的一种。

只要吃得好就不需要服用膳食补充剂吗

伟大的哲学家黑格尔曾经说"存在即合理"，膳食补充剂也是一样，存在就有其作用，就有其价值。如果饮食不合理，出现了营养失衡，这时膳食补充剂或许是不良膳食结构的有力补充。不少膳食补充剂对维护身体健康也算是立下了汗马功劳。如维生素 D 和钙能够促进骨健康、预防骨质疏松；叶酸能够有效预防胎儿神经管畸形等。

你可能会问"如今又不缺吃喝，怎么会缺了营养？"这里你可能就小觑了营养不良的内涵。吃不饱（称为营养缺乏）可能导致营养不良，同样，吃得太饱（称为营养过剩）也可能导致营养不良，还有偏食挑食（称为营养失衡）同样可能导致营养不良。

《中国居民营养与慢性病状况报告（2015 年）》的数据显示，我国居民膳食营养中蛋白质、脂肪、碳水化合物三大营养素摄入充足，但钙、铁、维生素 A、维生素 D 等部分营养素缺乏依然存在。成人营养不良率为 6.0%，6 岁及以上居民贫血率为 9.7%，其中 6～11 岁儿童和孕妇贫血率分别为 5.0% 和 17.2%。

因此，在均衡饮食的基础上，根据自身需要，按照合理的剂量服用膳食补充剂,在预防和治疗营养不良方面有其价值,因此不要盲目拒绝。但也不要过度依赖膳食补充剂,因为目前没有任何一种膳食补充剂可以完全为不良的膳食结构查漏补缺。对于普通人来说,合理、均衡的膳食永远是最重要的。

膳食补充剂安全吗

首先,膳食补充剂既不是食物,也不是药物,因此它不能代替食物,更不能代替药物,否则可能会出大事。

其次,要认识到任何事物都有好的一面和坏的一面,膳食补充剂也摆脱不了这个定律,它也是有副作用的。如维生素 K 有促进凝血的作用,有形成血栓的风险;维生素 C、维生素 E 等抗氧化剂会降低肿瘤化疗药物的疗效。

前面提到的营养不良包括营养缺乏、营养失衡以及营养过剩,因此膳食补充剂补充失衡或过剩也不是一件好事,会带来相应的副作用。如维生素 A 过量可导致头痛、肝脏损害、骨质疏松、出生缺陷;铁过量可导致恶心、呕吐以及肝脏等脏器损害。因此服用膳食补充剂要有依据、讲方法。

要不要吃抗氧化剂

提到抗氧化剂,大家想到的往往是"美容润肤""抵抗衰老""避免癌症"等,因此在膳食补充剂的大家族中,抗氧化剂开始粉墨登场,成了"当红明星"。

抗氧化剂大多来源于各种天然食物,也有人工合成的产品。其中,我们最熟悉的有维生素 C、维生素 E,还有各种类胡萝卜素,如 β- 胡萝卜素、茄红素、花青素、虾青素、叶黄素以及硒元素等。

抗氧化剂为啥能这么牛呢？原来我们的身体里有一群号称"自由基"的"单身汉"，因为没有找到它的"另一半"，整天游手好闲，四处游荡，处处惹是生非、搞破坏。这时抗氧化剂上场了，为了"安定团结"的大好局面，"牺牲自己"，甘愿做自由基的"另一半"，把自由基稳定下来，让它不再干坏事。

鉴于此，我们如吃些富含抗氧化成分的水果，确实有益身体健康。但是在使用抗氧化剂的临床观察中又发现，吸烟者摄入额外的维生素E以及β-胡萝卜素会有更高的肺癌发生风险，从一定程度上说明癌细胞从抗氧化剂中受益或许更多，由此对癌症患者服用抗氧化剂目前看来弊大于利。

目前更推荐吃含有抗氧化成分的水果，服用抗氧化剂则需要咨询专业的医生或营养师。

膳食补充剂到底是不是智商税

膳食补充剂的作用是补充膳食供给的失衡或不足，预防营养缺乏和降低发生某些慢性疾病的危险。适宜特定人群食用，可以调节机体功能，但不以治疗疾病为目的。

对于营养不良的人群，可以适当选择膳食补充剂，但不能以膳食补充剂替代食物，将其作为主要的补充营养的方法，而忽视了对健康食物和健康生活方式的选择，这样就是本末倒置，大错特错了。

服用膳食补充剂，请你注意以下内容。

1. 在服用膳食补充剂之前请咨询医生或营养师，不要自作主张。

2. 在未征得医生的同意之前，切不可用膳食补充剂直接取代现有的治疗或是在现有药物治疗的基础上擅自加用膳食补充剂。

3. 在服用膳食补充剂的过程中，如需要外科手术治疗，需要提前咨询医生是否停用。

4. 请牢记, 天然的并不一定就是安全的。

5. 膳食补充剂中的部分中草药、植物提取物可能会损害肝脏, 甚至导致肝衰竭。

6. 服用膳食补充剂前, 请问自己以下几个问题。

○ 服用膳食补充剂对我的健康有帮助吗?

○ 服用膳食补充剂对我有哪些益处?

○ 这种膳食补充剂可能存在哪些副作用?

○ 这种膳食补充剂具体应该吃多少剂量?

○ 这种膳食补充剂应该如何吃、什么时候吃、吃多长时间?

免疫力是越高越好吗

陈舟　长海医院

生活中很多人会把经常感冒、发热归结为免疫力低下，还有很多保健品宣称可以提高免疫力。据说，免疫力提高了，身体好，不容易生病，即使生病也比较容易恢复……那么免疫力到底是什么呢，我们人体的免疫力是否应该被提高？

科学认识人体的免疫系统

免疫系统就如同一个国家的防御系统，主要负责保卫我们人体的健康，它可以防御感染、监测和杀灭恶性肿瘤细胞等。和国家的防御系统一样，免疫系统由专门的"军事机构"（免疫器官）、不同类型的"作战部队"（免疫细胞）、"军事武器"（免疫分子）以及天然的"边防障碍"（皮肤、黏膜）等组成。

人体的免疫系统可分为固有免疫和适应性免疫。

固有免疫：是指从出生就存在的免疫反应，不是由于人体暴露于微生物 / 抗原环境而经后天学习、适应获得的精确化免疫应答。固有免疫系统由上皮屏障（皮肤、胃肠道及呼吸道黏膜）、巨噬细胞、中性粒细胞、自然杀伤细胞、自然杀伤 T 细胞、树突状细胞及补体蛋白组成。

皮肤、黏膜屏障作为人体的第一道屏障，可以第一时间阻挡病原微生物的入侵；巨噬细胞等细胞则可以包裹、吞噬突破了第一道屏障而进入人体的病原微生物，释放消化酶来杀死它们，将这些"坏分子"

对人体的影响尽量降低。

适应性免疫：由 T 淋巴细胞和 B 淋巴细胞免疫应答组成，这种免疫是由于抗原暴露而产生并随后在人的一生中都存在的精确化免疫应答。

当病原微生物进入人体并被进一步识别，暴露出抗原后，B 细胞可以针对抗原作出应答，产生特异性抗体，这种特异性抗体可以与抗原结合，对抗正在发生的感染。也就是说，在日常生活中，人体的免疫系统通过对特殊病原微生物的分析、学习，会自动产生保护性抗体，在这个过程中人体还会生成一部分记忆性 B 细胞，它们会对某种入侵过人体的抗原产生持久的保护性记忆，以此来预防未来可能出现的相似的感染。这也就是人们常说的，如果一个人小的时候生过一次水痘，自我治愈后，在今后一段比较长的时间里应该就不会再得水痘了。

目前我们生活中用来预防疾病的疫苗，其实利用的就是这个科学原理，大多数疫苗中的有效成分就是一些非致病状态的抗原，将它们注入人体之后，我们体内的免疫系统就会对它们进行识别，进而产生特异性抗体，达到适应性免疫的目的，下次再遇到这种抗原的入侵，人体就可以自动调动起针对它们的"特异性武器"了。

相信通过以上简单的介绍，你应该对免疫系统有了一个大体的了解。说句实话，所谓"免疫力"的强弱更科学的理解应该是免疫系统的功能是否正常。人体与生俱来的固有免疫和不断自我学习 + 疫苗速成的适应性免疫系统，在抵御疾病方面已经可以让人足够强大了。

免疫力是越高越好吗

正常健康人的免疫力在正常范围内，分出一个"高与低，强与弱"没有任何意义。当然在特殊疾病状态下，或者应用免疫抑制剂时会出现免疫力下降，如艾滋病患者、器官移植后患者以及长期大量口服激素的肾脏病患者。

当然，还有一种疾病状态是免疫力过于强大，以致免疫系统会错误地攻击人体自身的正常细胞，引发很多自身免疫性疾病，如系统性红斑狼疮、干燥综合征、多发性硬化症、肾小球肾炎。

也就是说，免疫力正常就好，过高过低都不是好事。

老年人可以通过药品或者保健品提高免疫力吗

现实生活中，对于中青年人群，他们往往身体棒棒的，一年也不会生几次病，不太关注免疫力的问题。但是对于老年人，生病的机会不仅大大提高，而且病情更重，好转更慢，所以老年群体往往是最关注免疫力的，寄希望于免疫力提高了，少生病。那么对于老年人，能通过药品或者保健品来提高免疫力吗？

这是一个非常实际而富有挑战性的问题，在现代医学研究里，的确存在免疫衰老这种说法，免疫衰老是指免疫系统会随着年龄的增加而发生变化，这种变化的结果就是老年人患感染、恶性肿瘤及自身免疫性疾病的风险相较于年轻人有所增加。有数据显示，在 65 岁及 65 岁以上的人群中，肺炎、流感和癌症的发生概率显著增加，免疫功能降低可能是原因之一，但是我们也不能忽视诸如营养不良、共存疾病（如糖尿病、慢性阻塞性肺疾病）等相关因素的影响。

目前医学界的主流观点认为，充足的营养是健康老化的基础。营养不良与免疫缺陷有关。目前尚无有说服力的证据显示某种药物或者保健品可以对抗正常的免疫衰老。

看来，老年人想要有一个比较好的免疫力，首先要保证有一定的营养基础，简单来说，就是要吃得好！特别是那些存在营养不良情况的老年人，需要积极的改善。对于免疫力而言，每天吃好三顿饭远比吃那些故弄玄虚的保健品更有意义。

如何提高老年人的免疫力

为了实现长寿的目标，并且过上有质量的生活，正如上文所说，充足的营养对于优化免疫功能来说是必需的。除此以外，我们还能做些什么呢？

营养补充剂：虽然维生素（维生素 A、维生素 D、维生素 E、维生素 B_6、维生素 B_{12}、叶酸和维生素 C）与微量元素（硒、锌、铜和铁）为正常免疫功能所必需，但是目前没有研究显示维生素或矿物质补充剂能提高免疫功能。不过，老年人群中维生素 D、维生素 B_{12} 等特定营养素缺乏的比例较高，建议按照每日推荐量摄入。

体育锻炼：有一些证据表明，长期、有规律的、中等强度的锻炼可改善部分老年人的免疫功能，如规律的有氧运动能增强对流感疫苗接种的免疫应答。老年人可以根据身体情况选择适宜的运动方式并长期坚持。

疫苗接种：对于 65 岁以上的健康老年人，应常规进行疫苗接种，预防破伤风、白喉、百日咳、带状疱疹、流感和肺炎球菌感染。

此外，想要延年益寿，还应该保持良好的心情，这需要我们给予老年人更多的心理、社会支持，比送爸妈高价保健品更有意义的事是陪伴！

天赋基因检测靠谱儿吗

李元媛　四川大学华西医院

朋友们，天赋基因检测，听说过吗？

没听说过？！过来，听我说！

"XX 公司可以为你提供天赋基因检测。可检测的天赋基因包括：聪敏基因、领悟基因、记忆基因、思维基因、情感基因、专注基因、耐力基因、强壮基因、体能基因、爆发基因，以及各位家长最关注的——早恋基因！是的，你没有听错，检测了这些天赋基因，你就可以从根本上了解孩子的优势、劣势和趋势，为他们量身定制最优的养育方案，扬长避短，助他们早日走上人生的巅峰！"

怎么样，朋友们，听了以上的介绍，你心动了没有？要不要试一试这个刷爆朋友圈的，已经市场化的，神一般的存在——天赋基因检测？

讲真，我第一次听到天赋基因检测，激动得都要炸掉了，同时也羞愧地无地自容——医学在一夜之间飞跃发展到对人类智能、体能，甚至是对找对象都能精准检测的地步，而我却浑然不知，我们业内的知名专家浑然不知，连国际主流科学杂志也浑然不知！

天呐！是作为医学／科学工作者的我们孤陋寡闻了？还是天赋基因检测子虚乌有？到底应该对天赋基因检测顶礼膜拜，还是无情地把它拉下神坛？来，听我来说一说，天赋基因检测到底靠不靠谱儿。

咱们先从天赋基因检测的原理说起。

各家公司一直标榜的，也是巨大卖点之一的天赋基因检测的原理是：成功＝基因＋环境＋个人努力。人们的成功 32%～62% 是由基因决定的，其他才由环境和个人努力两个后天因素决定。所以，检测了基因就可以量身定制合适的养育计划，创造与这些基因相匹配的环境，把人的能力发挥到最大，让我们走向成功！

这个原理看上去无懈可击，尤其是第一句：成功 = 基因 + 环境 + 个人努力。还有第二句，为第一句提供了有力的数据支持！这个原理，简直就是人生真谛啊！

可是，在讲求精准和客观的科学世界，我不禁发问：成功的定义是什么？运动员打破世界纪录是成功，那当时的亚军算不算成功？演员拿到影帝 / 影后是成功，那些没有拿到奖项但广受观众认可的演员算不算成功？

所以，成功的标准到底是什么？是名还是利？是客观因素还是主观感受？成功的标准都这么不清晰，"人们的成功 32%～62% 是由基因决定的"这样精准的结论又是从何而来？

其实，真的有"32%～62%"这组数据，但它讲的根本就不是成功和基因的关系，而是表型与基因的关系，即基因和最后呈现出来的人的特征之间的关系。

拿抑郁症和相关的基因来举例说明：大家都带有某个可能导致抑郁症的基因，但是最终也只有 32%～62% 的人发病。表型和基因的关系也解释了为什么双胞胎的性格并不是百分之百一样。

商家将"表型"的概念偷换成"成功"，打上科学的幌子，加一组牛头不对马嘴的数据，套一句具有感染力的宣传语，就自制出了极具诱惑力的能让望子成龙的家长们嗷嗷掏钱的成功学。

只可惜，科学从不是什么成功学，科学就是科学！这个所谓的天赋基因的原理，从根本上就是不成立的！

当然，有的朋友可能会说："你刚才反驳的那些毕竟只是个广告，广告又不是科研论文，没有那么严谨也是正常的，写得太专业了，我们也看不懂啊！说不定这些公司真的能测出那一长串的天赋基因呢，就算是它们和成功没关系，至少和能力有关系吧，毕竟基因和表型还是有 32%～62% 的关系呀！我想去测一下，不行吗？"

作为科学工作者，我直截了当地告诉你：不行！

科技不够发达，咱们测不出那么玄幻的好东西！

商家提出的好多基因，根本就是天马行空的臆想，不属于科学范畴。大家一定记住啊，科学研究的是客观世界，那些主观的、感受性的、以个人喜好为评判标准的东西绝不在科学研究的范畴，也不可能得到所谓的科学证实。

比如早恋基因，早恋根本就是国内有些家长（还不是全部家长，更不是科学家）希望孩子学习的时期不要分心谈恋爱才创造出的伪科学概念，其他国家及地区的人可能从来就没听说过这个词儿。青春期的少男少女萌生情愫是正常而普遍的现象，要说人人都有早恋基因也不为过。

如果早恋这种主观意味浓烈的基因都能检测，那我再加一个——剩男剩女基因，你说能测不能测？！必须能测！

除了早恋基因，商家宣称的其他基因，看似科学的，实则概念模糊，缺乏科学依据，经不起仔细推敲。

比如强壮基因，多强才叫强，多壮才叫壮？是个子高，还是力气大？还有爆发基因，简直要笑死我了，爆发什么？是跳高、跳远的爆发力，还是摇滚青年的那一声嘶吼？

你们可以照着我的思路挨个试，商家提出的每一个高大上的基因都经不起仔细分析，脆弱得就像手中的泡沫，轻轻一捏就破了。

当然，我知道，即使我说了这么多，还是有朋友心存执念："好吧，就算是早恋基因不靠谱儿。但其他基因，会不会只是广告文案写得不够严谨？基因总是能检测到我的个人能力吧？"

作为科学工作者，我再次直截了当地告诉你：不能！

不可否认，基因与智力、能力有关系。但是目前，我们对基因的了解还相当浅显，远达不到应用它检测个人能力的水平。

首先，目前功能研究得比较清楚的基因，试验都是在老鼠身上做的，如给老鼠植入一段基因，老鼠的个儿长得更大了，对某些病菌的抵抗力更强了，或者跑得更欢实了，再或者胆子变大了、不怕猫了。但是人和老鼠差着不止十万八千里呢，老鼠的基因功能不能硬往人身上套啊。

其次，人类的基因组非常复杂，最大的染色体约含有 2 亿 5 千万个碱基对，最小的则约有 3 800 万个碱基对。碱基对是基因的最小单位，它们以数不清的组合方式编码成基因。

基因和我们的能力又不是一对一的关系，换句话说，某一个能力可能和成千上万个基因有关，某一个基因又可能和多个能力有关，不同基因在不同人群中的作用又可能是完全相反的……总之，那是一个浩瀚的、复杂的数据群。虽然人类基因组草图已经绘制完成，但是对于基因之间庞杂的关系，人类还是一片茫然，更别提用它来指导人生了。

不管你有多想用基因来解读人生，了解自我，我只能说，你的愿望是非常美好的，你的愿望也是科学家们的愿望。但是起码在现阶段，科学真的没法让你美梦成真！

天赋基因检测，只不过是商家披着伪科学的外衣，利用你的美好愿望在赚钱罢了。不过，大家也不要太生气，用天赋基因检测赚钱，你遇到的绝对不是个案，这种事情在全世界都有发生。英国科学界和体育界就曾经发表联合声明,郑重宣布:用所谓的天赋基因检测儿童体育天赋根本没有科学依据,请大家不要相信。

那么,如果有人再问:"天赋基因检测靠谱儿吗?"

让我们一起大声说:"不!至少现在还是不!"

医生有良言

便便有血就是肠癌吗

刘正　中国医学科学院肿瘤医院

每个人的消化道都是一个极其复杂、高度精密的工厂，但是许多人对于这个超级工厂知之甚少。它会时不时地耍脾气、消极怠工甚至罢工，虽然大多数时候这些并不是灾难性的问题，人体可以自行修复简单的日常故障，但是一旦出现系统瘫痪就需要求助医生来解决了。

对于工厂（消化系统）的"废弃品"——便便，我们并不陌生，便便在我们的生活中扮演着肠道健康预警者的重要角色。正是由于恶性肿瘤等严重疾病在早期很难觉察，一旦出现明显症状往往预示着病情进展，便便的预警意义就更重要了。

通过了解便便的一系列变化，我们有可能做到防患于未然，尽早发现恶性肿瘤的蛛丝马迹，从而及时进行诊断与治疗。

正常的便便是什么样的

便便的成分固然和我们吃的食物有关，还包含大量的水分和肠道细菌。

正常的大便应呈棕黄色或者褐色，圆条形、较软，和香蕉的形状类似。便便里除了水分还包括大量的肠道细菌，细菌分解会产生气味，这就是便便会有难闻气味的原因。

一天排便一次才算正常吗

正常的便便不单是指形态、质地、颜色和气味正常，还包括良好的排便习惯，就是每天在相对固定的时间有规律地出现便意，能够及时、轻松地排出便便。

排便的次数和习惯因人而异，每日一次、晨起排便者居多。绝大多数人 5 分钟内排出便便，并且结束后没有残留便意，自觉轻松。

每天排便 1~3 次均属于正常范围，如果 2~3 天排一次便也不能笼统地认为是便秘，需要综合考虑排便量、困难程度等诸多方面的因素。

需要警惕的情况

颜色及性状： 如果便便呈现块状或颗粒状，一般是存在便秘的情况。便便在肠道中滞留的时间相对久一些，其中的水分被反复吸收，就会导致便便变硬。

鲜血便是一种比较常见的异常大便。若血的颜色鲜红，附在便便外层，与便便不相混，可用水轻松冲走，或便后滴血，多为痔疮出血。若血与便便混在一起，伴有黏液或脓液，则需要高度警惕结直肠肿瘤的可能性。可见，便便有血并非就是肠癌，但如果自己无法把握，还是建议你去医院，医生会帮助你进行判断。

柏油样便指便便漆黑发亮。正常的黑便一般和食用动物血、内脏以及特殊药物，如口服铁剂有关。就疾病而言，多见于胃、十二指肠、小肠及结肠出血。出血的原因可能是消化道溃疡等良性疾病，也可能是肿瘤。

白色陶土样便主要见于胆管阻塞的患者。

黏稠的稀便一般提示存在肠道炎症，此时肠蠕动加快，肠道来不及充分吸收,在这种情况下便便中的水分比较多,所以呈现黏稠的稀便状态。

气味: 虽然正常的便便会有难闻的气味,但如果便便带有强烈的臭味,则提示肠道可能存在感染,或是食用了过多的肉类,但此时不能忽略肿瘤的可能性。

便潜血阳性就是肠癌吗

当出现鲜血便或者黑便时先不要惊慌,我们可以通过便潜血检查来判断是否存在消化道出血。很多人担心便潜血检查阳性就意味着得了肿瘤,其实还是要分情况。如果是间断性阳性,一般消化道溃疡的可能性比较大;但如果是持续阳性,则要怀疑恶性肿瘤的可能,建议进一步行消化道内镜检查以明确诊断。

说过了便便的正常和异常,我们再来聊聊和便便相关的两个小话题。

上厕所看手机有助于排便吗

随着"低头族"越来越多,除了坐地铁、吃饭,很多人连上厕所也不忘带上手机,看新闻、刷朋友圈、打游戏,甚至离了手机就拉不出来了。但是,上厕所玩手机会延长排便时间,让排便者长期保持排便姿势,影响肛门区域的血液回流,而且很容易就错过了排便的感觉,导致便意迟缓或没有便意。为了健康,上厕所时大家还是放下手机吧!

多吃素食一定更健康吗

一直以来,我们获取的健康忠告是多吃素食,认为肉类食物和肠癌有着密切的关系。

多吃素食固然没有错，蔬菜中富含的膳食纤维是形成固态便便的主要原料，可以保证我们每天能排出成形的便便。但是健康饮食最重要的是科学搭配，任何偏食都容易导致营养失衡，应在考虑自身营养需要的前提下搭配适量的优质蛋白质，以保证营养的全面均衡摄入，只有这样才能达到健康的目的。

说了这么多，只是想提醒你，千万别忽视了便便这个臭乎乎的小东西。若因为疲劳、失眠、生活无规律，便便偶尔出现异常，无须过分担心；但如果异常持续出现，就要引起重视了，建议及时就医。

小贴士
如何让便潜血试验更准确

为了让便潜血试验更加准确，建议在检查前三日就开始禁食肉类以及含血的食物、铁剂、富含叶绿素（如菠菜）的食物，以免出现假阳性或者假阴性结果。其他可能导致假性结果的因素如下。

假阳性：服用阿司匹林、皮质类固醇、非类固醇抗炎药。

假阴性：大量摄入维生素 C。

减肥神药真的这么神吗

赵彬　北京协和医院

"瘦小离家肥硕回，乡音未改肉成堆。爹妈相见不相识，笑问胖子你是谁。"这首改编的打油诗每逢春节假期必然在朋友圈刷屏，可见过一个春节都不能用"每逢佳节胖三斤"来形容长肉的辛酸了。

"管住嘴，迈开腿"平时哪怕做得再好，一过节觥筹交错间就全都灰飞烟灭了。这时，一些减肥神药横空出世，商家宣称它们可以让人毫无忌惮地吃喝，完全不用运动，还能一吃就瘦……这样的神药真的存在吗？神药的功效真的那么神奇吗？

这样的神药当然是有的，不过不在药房里，而在广告里。我们先看看小李的故事。

小李是一名大四学生，有着 1.65 米的身高，她爱笑也爱美，她觉得自己美中不足的是 60 千克的体重显得有些微胖。小李和男友分手后不久就发现男友的新欢除了比自己苗条些，其他条件都和自己差不多。这一点深深地刺痛了她爱美的心，她发誓一定要瘦下来，而且还要快，她要让男友后悔。

最终她选择了一款当时非常流行的减肥胶囊，按照说明书吃了几天后，小李开始出现便秘，脸上频频长痘痘。这些症状相对还好，最让小李难以忍受的是心悸、心慌的濒死感。也正是因为这种令人恐惧的濒死感，让小李最终放弃了继续吃减肥胶囊，毕竟减肥可以慢慢来，健康毁了就全完了。

后来，通过咨询医生，小李了解到她吃的这款减肥胶囊中含有的主要成分是西布曲明，西布曲明可以通过抑制食欲、分解脂肪而达到减肥的效果。这个药物既能让人不想吃，又能分解脂肪，看似很完美对不对？但是，西布曲明上市后经研究发现会导致严重的心血管风险，引起卒中及心脏病发作。

正因为存在如此严重的健康风险，在 2010 年，欧盟、美国及中国的有关部门已经相继暂停了西布曲明的销售和使用。

既然使用西布曲明减肥要承担非常大的健康风险，那么其他号称能够减肥的神药又是如何呢？

左旋肉碱

左旋肉碱是人体能够自身合成的一种氨基酸。在人体内的大多数细胞中，存在一种被称为线粒体的细胞器，它是产生能量的场所。

如果将线粒体比作发动机，将脂肪比作汽油，那么左旋肉碱的作用就是把汽油加入发动机。正如不开车汽油不会燃烧一样，如果不运动，那么吃再多的左旋肉碱，脂肪也不会消耗。

从循证医学的角度出发，目前并没有研究能够证实左旋肉碱具有减肥的作用。在欧美国家，左旋肉碱主要作为营养补充剂使用。如果你的身体健康，能够正常饮食，是不会缺少这种氨基酸的。

泻药

泻药是最常用于减肥的药物，主要是因为它获取相对方便，价格相对低廉。泻药作用于人体，会将原本要通过肠道吸收的脂肪排出体外，这就等于变相减少了食物的"摄入"。这样看来，泻药似乎对减肥有一定作用。

但是我们看问题要全面，被泻药排出体外的可不仅是脂肪，还有食物中的氨基酸、碳水化合物、维生素和微量元素，以及肠道的益生菌，这些都是对维持健康非常重要的物质。

长期使用泻药不但会导致维生素、微量元素缺乏，还会导致肠道菌群紊乱，严重的甚至会损坏肠道黏膜，破坏肠道免疫功能。单纯依靠服用泻药减肥，不节食、不运动，一旦停药就会很快胖回去。这样想一想，用泻药减肥真是得不偿失。

二甲双胍

"二甲双胍能减肥吗？"这个问题着实让人头痛，因为有些人吃了二甲双胍确实有效。目前二甲双胍用于健康肥胖患者的研究比较少，且证据等级不高。叫"健康肥胖患者"似乎也不太对，应该叫"除了胖没别的病的普通胖子"。

2013 年，德国学者发现对于身体质量指数（BMI）大于 27 千克 / 平方米的"普通胖子"，连续 6 个月每天吃上 2.5 克二甲双胍，平均能够减掉 6 千克体重，然而该实验证据等级较低。Kashyap SR 等人总结了二甲双胍可能的减肥机制，包括中枢神经系统调节、影响肥胖感受器、加强肠道饱腹感信号和加速脂肪代谢等。

目前美国食品药品管理局并没有批准二甲双胍用于减肥。作为药师，我知道的是二甲双胍有很强的胃肠道不良反应，高达 53.2% 的人服用二甲双胍会出现腹泻，25.5% 的人会出现恶心，没准儿二甲双胍的减肥作用就是源于这个不良反应。

但在某些特定人群，二甲双胍的减肥效果还是值得肯定的，包括 2 型糖尿病、胰岛素抵抗、妊娠期肥胖、多囊卵巢综合征患者等。

有人会问，为什么没有针对"普通胖子"使用二甲双胍减肥的多中心、大样本、随机对照双盲的高水平研究呢？因为这个药太便宜了，也早过了专利保护期，如果某个药厂花了一大笔钱证实了它具有减肥作用，那么全球所有厂家都会坐收渔利，而且还可能是微利。所以这个问题尚无定论，姑且搁置。

是否存在既安全又有效的减肥药

如果对于前面几种减肥药的点评让你陷入了深深的失望，那么对于这个问题，我的回答一定会让你重燃希望之火。

目前国际公认的减肥药首选奥利司他和罗卡西林。奥利司他具有长期安全性和有效性的使用记录，尤其是对血脂异常者和糖尿病患者。罗卡西林与奥利司他类似，但长期使用的安全性数据有限。

但是，即便是有效性和安全性都获得了认可且已经在国内上市的奥利司他，在服用过程中还是会产生恶心、呕吐等胃肠道不良反应以及脂肪性腹泻，给日常生活带来不便。

此外，GLP-1 受体激动剂可参与食欲调节、食物选择与摄入、进餐终止及胃排空等过程，已被证实对 2 型糖尿病和肥胖症患者有确切疗效，同时具有心血管益处。这类药物在国外已经被批准用于减肥，未来有望在国内获批。

作为一名专业的药师，我要郑重地提醒大家，减肥药只适用于那些通过饮食控制和运动锻炼仍不能达到减肥目标的肥胖者。即便是再安全的减肥药，也存在不良反应，而且无法规避停药后反弹的问题。

不改变生活习惯，幻想着依靠吃减肥药来轻松减肥，是难以持久的，减肥路上没有任何捷径。因此建议各位确实有必要减肥的人士，应该用尽洪荒之力，撸起袖子运动减肥。

对于那些真正需要药物治疗的肥胖症患者，建议到医院就诊，因为类似奥利司他的减肥药属于处方药，在医生和药师的指导下使用才比较安全。

滴眼液能治疗白内障吗

陶勇　首都医科大学附属北京朝阳医院

"白内障"是老年人最熟悉的一个眼病名词了。很多老年朋友一有视物模糊，觉得看东西难受，就归咎于白内障，而且街坊邻居还经常在茶余饭后聊天的时候给白内障扣上好多帽子："白内障'熟'了才能做""白内障点药就能好""白内障治完也看不见"。

依靠滴眼液真的能治疗白内障吗？要回答这个问题，我们先从了解白内障开始。

白内障究竟是怎么回事

我们都知道一个生活常识，就是鸡蛋清是透明的，但煮熟了之后就会变成不透明的鸡蛋白，这就是蛋白质变性的过程。

白内障的发生原理与其类似，在人体缓慢衰老的过程中，原本透明的晶状体蛋白逐渐发生变性，失去透明度，于是屈光间质失去了清晰度，就像照相机的镜头磨花了，没办法照清楚一样，随着白内障的出现，视力将会下降，视物也将越来越模糊。白内障患者的视物模糊是整个视野的，且不伴随疼痛感以及眼红等表现。

白内障的发生是逐渐加重的过程，并非一夜之间完成。正如煮熟的鸡蛋白没办法变回鸡蛋清，晶状体由完全透明到混浊的过程也是不可逆转的，患者就诊时常常说"看不清有好几年了，越来越厉害"。

120

为什么会得白内障

常常有老年朋友在知道自己得了白内障之后追问医生"为什么是我得了白内障，而没听说其他人得。"

其实，白内障就像长白头发、皮肤出现皱纹一样，是人体老化的正常现象，只要是 50 岁以上的人群，可以说十有八九会得白内障，只是程度或轻或重，部位不一，对视力的影响不同而已。

有些患者刚过 50 岁，视力就很差；有些患者年过七旬，视力还能保持得很好；这些都是人和人之间的差异，但可以肯定的是，他们中的绝大多数人有白内障。

滴眼液能治好白内障吗

看着眼前越来越模糊的世界，白内障患者纵然内心万分焦急，却也无能为力，毕竟正如前文所说，白内障造成的视物模糊是不可逆的，想要它自己好转当真绝无可能。

去医院，医生的建议都是手术治疗，想着要在自己的眼睛做手术，一时还真下不了这个决心。有没有不用开刀就能治好白内障的方法呢？

当然有！宣传页上、网络里，有着数不清的号称能够"滴一滴"治疗白内障的滴眼液。然而，真的如广告所宣传的，白内障只用滴眼液就可以避免手术吗？

我可以很负责地告诉大家，迄今为止，虽然被临床使用的白内障滴眼液有不少，如抗氧化损伤的谷胱甘肽、阻止醌型物质氧化的吡诺克辛等，但没有哪种滴眼液对白内障有逆转作用。也就是说，这些滴眼液只能在一定程度上缓解白内障的发展，但无法做到逆转！

想想，临床上使用的处方药尚且如此，那些在药店里可以随意购买的标注为"非处方药"的滴眼液,对白内障究竟能有几许作用呢?

另外,治疗白内障的滴眼液中都含有一定的防腐剂,眼睛长时间地接触这些物质会使结膜和角膜上皮发生一定的毒性损伤反应,导致干眼症。即便是那些对于滴眼液的治疗效果抱有可有可无态度的患者,也不建议持续使用超过 3 个月。

白内障手术安全吗

相信所有的眼科医生都会告诉白内障患者一个事实,那就是手术是治疗白内障的唯一有效的方法。即便如此,患者还是会对手术的安全性心存顾虑。

事实上,在眼科诸多手术中,白内障手术可以说是近 30 年来发展最快、操作次数最多的,在比较大型的眼科中心,每天都在完成数十台甚至上百台白内障手术。

手术主要是把混浊的晶状体蛋白清除,再置换上透明的人工晶体。手术切口只有 1.5~3.0 毫米,每台手术的操作时间为 5 分钟左右,基本不出血,没有缝线,手术第二天大部分患者就能恢复到不错的视力。

看了这些,你对于白内障手术还担心吗?

白内障要"熟"了才能做手术吗

很多人听过这样的说法——白内障要"熟"了才能做,相信也是因为这种说法的存在,才会使一些患者在刚刚发现白内障,视物还没有特别模糊的时候选择用滴眼液。这种说法有根据吗?

如果是在三十年前,眼科医生的做法是要等白内障"熟"了,也就是混浊到了比较严重的地步,视力比较差的时候再做手术。这种做法的原因是当时的白内障手术技术还不太成熟,无法保证手术效果,所以在初始条件比较差的情况下做手术效果会更加明显。

但是现代显微手术技术突飞猛进，和当年已经完全不可同日而语。目前白内障的手术时机很大程度上取决于患者自身对于视觉质量的要求，如平时不怎么看比较小的字，那就可以等等再做；对于追求高视觉质量的患者，可以早些做。

定期输液防卒中有效吗

宋珏娴　首都医科大学宣武医院

一到春天或者秋天，神经内科的门诊就会热闹起来，原因是很多患者会在这段时间找到医生主动要求输液。

"大夫，我春秋两季都输液，预防血栓，你给我开药吧""大夫，我身边的人都说春天秋天要输液，疏通血管"。

在很多人，尤其是老年人中广泛流传着"定期输液可以预防卒中"的说法，这种来历不明的防病治病理论对于他们而言，有时候甚至成了一种心理依赖。

很多人甚至认为卒中就是血管堵了，只要输液，就能缓解血管的堵塞情况，能够预防卒中。如果今年没输液，就是没预防，得卒中的机会就会大大增加。

那么事实究竟是怎样的呢？其实，"定期输液可以预防卒中"的观念是大错特错的，面对一脸虔诚要求输液的患者，医生都要苦口婆心地将其劝退，这是为什么呢？

在大众心目中常用的"通血管防卒中"的输液用药，一般多是活血化瘀的中药注射剂，或者是扩张血管的西药注射剂。不论使用上述两种中的哪一种，作用时间一般均为 6~8 小时，只能起到短暂的治疗作用，并不可能永久地"通血管"。

读到这里可能读者会想，即便作用是暂时的，反正也没什么危害，那为什么还说这种做法是错误的呢？要回答这个问题，我们就需要知道这些药物通过静脉输注的方式进入血管后究竟做了些什么。

上述药物通过静脉进入体内，作用于血管，其作用机制均是暂时性地扩张血管,降低血液黏稠度,增加循环血容量,进而改善脑灌注。药物发挥的这些作用等于提前透支使用药物达到"扩张血管,加速血流"的能力,等真正脑卒中需要输液时往往就会出现药物耐受、治疗效果欠佳的情况。

举个简单的例子,人体通过药物达到"扩张血管,加速血流"的能力,就好比一笔固定存款,而通过定期输液以预防卒中的方法就好比是提前动用了这笔固定存款。由于我们动用了固定存款,所以在一段时间内生活会过得非常富足,但等到真的遇到了急需用钱的情况就很可能无钱周转。同样道理,输注了这些药物,大家可能会觉得头脑清醒,浑身有劲儿,但这只是暂时的。一旦等到血栓形成,需要用这些药物治疗的时候,它们就起不到很好的治疗作用了。

我们说"定期输液可以预防卒中"的观念是错误的,是不是仅因为这样做会在真正出现卒中的时候无药可用呢?并不是!其实,盲目输液的危险远不止于此。

老百姓所谓的"脑卒中",其实对应着临床上两种截然不同的疾病,也就是脑梗死和脑出血。

脑梗死是在脑血管内形成血栓,这时候输液也许能够缓解一部分病情。脑出血则不同,它是指脑血管破裂出血。如果患者存在高血压、微动脉瘤形成等基础疾病,再盲目跟风输液的话,就很有可能导致动脉瘤破裂,进而导致脑出血或者蛛网膜下腔出血,这些都是致死率、致残率很高的疾病。

可见,盲目"定期输液通血管"很有可能预防不成反招病。再次强调,输液不能使血管变软,也不能疏通血管、清除斑块,无法达到预防卒中的目的。想要通过定期输液来预防卒中的人以老年人为多,这部分人群一般心、肺、肝、肾功能都在减退,除了要承担上述风险外,过多输液还会增加各脏器的负担,这些都可能给老年人的健康带来危险。

既然不能通过定期输液的方法预防卒中,那么我们还能做些什么呢?

脑卒中的危险因素有高血压、糖尿病、冠心病、高血脂、吸烟、饮酒等,这些危险因素会导致脑动脉粥样硬化,形成斑块,使血管狭窄、闭塞,直至引发疾病。但是这些危险因素是可以通过改变生活方式、服用药物等来改善的。

1. 在正规医院的神经内科做好脑卒中筛查。

2. 在医生的指导下进行脑血管病的规范预防治疗:有基础疾病者(如高血压、糖尿病、高脂血症)应该坚持规范用药控制病情。

3. 有过卒中病史的患者,必须在医生的指导下做好二级预防(如坚持服用阿司匹林抗血小板聚集、规范使用他汀类药物稳定斑块)。

4. 注意防寒保暖,增强体质,避免感冒;作息规律,避免熬夜疲劳;适当运动;忌烟酒;饮食清淡;避免便秘。

最后提醒大家,千万不要再盲目跟风输液,而是应该听从医生的建议,在医生的指导下科学地预防卒中。

打了流感疫苗照样会感冒吗

孙轶飞　河北医科大学

很多人听过这样的说法"打了流感疫苗照样会感冒",其背后的意思是打流感疫苗没用,也正因为这样,有些人就动摇了打流感疫苗的想法。要想知道这种说法是真还是假,需要解释两个问题。

流感疫苗究竟预防的是什么疾病

对于这个问题,很多人应该能给出正确的答案,顾名思义,流感疫苗针对的当然是流感。那么如果往下追问,流感和感冒之间是什么关系,相信大家就会困惑了。其实啊,流感只是感冒的一种,感冒包括流行性感冒(也就是我们平时所说的"流感")和普通感冒,这两种疾病虽然从名字上看起来很相似,但它们却是两回事,是由不同的病原体引起的。

从致病微生物的角度看,普通感冒是由鼻病毒、冠状病毒、腺病毒等一系列病毒导致的,而流感的病原体则是流感病毒。

从患者的发病表现看,发热、头痛、全身疼痛、疲乏、咽痛、咳嗽等一系列常见症状,流感的严重程度全面超越普通感冒。

简单来说,流感和普通感冒其实是两种不同的疾病。既然流感疫苗针对的是流感,那么打了流感疫苗以后还会患普通感冒自然也就没什么奇怪的了。

揭开流感病毒的神秘面纱

前文已经说了,导致流感的病原体是流感病毒,这种病毒的表面有两种蛋白，分别叫作红细胞血凝素蛋白和神经氨酸酶蛋白，这两种蛋白分别用 H 和 N 来代表。

就目前我们所知道的，H 有 18 种亚型，而 N 有 11 种亚型，两种蛋白不同亚型的组合成为我们所熟知的 H5N1、H5N7 等流感病毒的代号。H 与 N 这两种蛋白就像是两只"手"，病毒正是靠着它们"抓住"人体细胞，而人体的免疫系统也正是针对它们引发免疫反应。

这里要重点介绍一下流感病毒的特点，那就是它不但变异特别快，而且跨越了物种的界限。换句话说，它不但能感染人，而且能感染鸡、猪这样的动物。更可怕的是，在自然界中不同的病毒还会相互交换基因片段，这样就使得它拥有了更快的变异速度。

疫苗究竟有什么用

如果把人体比作一个国家的话，免疫系统就好比军队，而流感病毒则是外来的入侵者。当流感病毒发动攻击时，双方伏尸百万、流血漂橹，这些"尸体"最终被排出体外，也就是我们所能看到的痰液和鼻涕。

疫苗就相当于在敌人到来之前让我们的军队提前知道对方的武器是什么，这样就能做好相应的准备，在敌人出现的第一时间战胜它们。假设，今年出现的流感是 H1N1 型，而在流感到来之前我们已经接种了对抗 H1N1 型流感的疫苗，那么我们就可以有效地预防它。

打了流感疫苗为什么还有可能患流感

想要弄明白"打了流感疫苗为什么还有可能患流感"的问题，就得明白我们是如何制备疫苗的。我们制备流感疫苗是靠预测，是根据上一年的流感流行情况，在南北半球各预测 3 种病毒株，并根据预测的结果来制备流感疫苗。

如果预测是准确的,那么流感疫苗的防治效果就会很好;如果预测的不准确,那么即使打了流感疫苗,也没办法有效预防流感的发生。

有必要打流感疫苗吗

解答了以上这些问题之后,终极问题随之而来——既然打了流感疫苗也可能得流感,那么还有必要打流感疫苗吗?

答案是:有必要!至于原因,且容我一一道来。

正如我们所知,即使打了流感疫苗,人依然可能患流感。那么是不是可以这么认为,既然打了流感疫苗也有可能没用,那么打不打其实无所谓。针对这个观点,我还是和大家聊聊流感曾经对人类做过什么吧。

在历史上,流感有过 5 次大流行,以 1918 年到 1919 年的那次流感大流行给人类留下的记忆最为深刻。根据当时保守估计,全球范围内流感造成了 2 500 万人死亡,而今天的历史学家则认为死于那场流感的人数达到了 1 亿之多。

历史上著名的黑死病,杀死 1 亿人口用了几百年,而流感仅用了 10 个月就做到了。流感是如此的令人恐惧,而迄今为止我们所能拥有的最有力的对抗手段就是疫苗。所以,流感疫苗是不是需要打这个问题,就不用回答了吧?

硝酸甘油"一口闷"起效更快吗

陈罡　北京协和医院

硝酸甘油和人类舌体的第一次接触，爆炸式地开启了它不平凡的历程。1866年，这种物质被诺贝尔用于制作炸药，在十余年后它铅华洗尽，褪去子弹的铜臭，被装进药瓶中，化为救治心脏病的神奇处方，从此救人无数。

时光荏苒，现在仍有一些患者在感到心绞痛时或是一些演员表演心脏病发作时，会从口袋里掏出硝酸甘油来个"一口闷"。

这种喝二锅头似的服药姿势很帅气，但是如果你真的这样做了，就白白辜负了硝酸甘油的"用心良苦"。

硝酸甘油不能"一口闷"

救治心绞痛的药物，贵在一个"急"字。我们希望药物尽可能快地起效，要实现这一点，就要掌握正确的使用方法。简单说来：硝酸甘油压根儿就不是用来吃的，它应该放在舌头底下含化。

将药物一口服下，尽管动作荡气回肠，但药物却需要花费好长一段时间在胃里晃荡，药物中的有效成分好不容易被分解开来，吸收入血，正打算去心脏血管中施展拳脚，却突然发现——咦？去向不对！

肝脏是人体内的解毒器官，药物输送到其他组织之前，需要先到肝脏走一遭，这就是首关效应。

像硝酸甘油这种上辈子做炸药的不清白分子，在肝脏将经历好一顿"拷问"和"搜身"，肝脏还派出一种叫有机硝酸酯还原酶的物质，专门给硝酸甘油"找茬儿"，使之降解失活。雄心壮志的硝酸甘油大军经过肝脏之后，军力只剩下不到10%，到了心脏血管的时候，早已是强弩之末，无心应战。

服药这事，对于分秒必争的心绞痛患者可不是闹着玩的。所幸，人舌头下面血管非常丰富，而且药物通过这些血管吸收入血的话，还可以避开肝脏的首关效应。只要舌体保持湿润，含在舌头下的硝酸甘油很快便会溶解，迅速渗透到舌体的血管中，这对于一心奔赴心血管战场的硝酸甘油来讲是一个天大的好消息。

让我们掏出大喇叭，对患者口袋里的硝酸甘油高喊：好消息，好消息，走过路过不要错过！就在舌头下，只要两分钟，两分钟起效，五分钟后效果最佳！

两分钟没有起效怎么办

注意，硝酸甘油这种"黑道出身"的神药偶尔还是改不了它的急脾气，温度太高、光线太强，或者与空气接触太久，都可能让它失去稳定性，从而失效。如果含服硝酸甘油后舌体下没有酥麻的感觉，心脏的症状也没有任何好转的迹象，需要警惕硝酸甘油是否失效。在平时保存硝酸甘油时，要注意将其放在棕色瓶子中，置于避光、阴凉的地方；需要随身携带时，最好也不要贴身放在最里层的衣服中。每隔一段时间我们就需要检查一下硝酸甘油的有效期，定期更换新的批次。

药物没失效，但5分钟过去了心脏还是不舒服怎么办

目前硝酸甘油用于缓解稳定型心绞痛急性发作，一般使用片剂，

舌下含服时的剂量为一次 0.25～0.5 毫克(半片到一片),如果 5 分钟后心脏还是不舒服,二话不说,再含服一片,如 15 分钟内总量达 3 片后疼痛持续存在,就应该立即拨打急救电话寻求医生的帮助,这意味着此次的疼痛发作非同寻常,千万耽误不得!

咳不出来的痰吞下去会致病吗

张明强　清华大学附属北京清华长庚医院

呼吸道作为人体与外界环境接触的器官之一，完全展开后与外界空气接触面积可达 100 平方米，接近我们所住的两室一厅的面积，而吸入的空气中则含有细菌、病毒等微生物及有害颗粒。因此，呼吸系统需要具有多种机制抵御这些有害物质的入侵，痰液的正常分泌及排出就是呼吸系统最重要的防御武器。很多人一旦患上呼吸系统疾病，最明显的表现就是咳嗽、咳痰，把痰吐出来当然是最恰当的做法，但是对于不会咳痰的人，尤其是小孩子，或者痰液实在是特别黏稠无法顺利咳出的，万一将痰液吞咽进了肚子里，是否会给身体带来危害呢？有一种说法是"咳不出来的痰吞下去会导致疾病"，这是真的吗？

为什么会咳痰

要回答上面的问题，首先需要知道，我们为什么会咳痰。正如我们的屋子需要每日清扫保持整洁一样，气道上皮细胞分泌产生的黏液，在纤毛细胞规律摆动下恰似是呼吸系统这间房子的保洁员，时刻清扫吸入的细菌、病毒等有害物质。咳出来的痰液不仅包括气道分泌的黏液、空气中的颗粒、细菌、病毒，还包括吞噬有害颗粒的巨噬细胞、炎性细胞及衰老的呼吸道上皮细胞等，所以咳痰的过程就是身体主动排出有害物质的过程。

痰液都去哪儿了

正常情况下，我们每天会产生约 100 毫升痰液，约普通矿泉水瓶的 1/4，这么看来每天的痰液还真不少，但是为什么我们不会产生每天都大量咳痰的感受呢？原因是大部分的痰液会在我们无意识的情况下经过咽部，经吞咽进入胃内。只有存在细菌及病毒感染、过敏等情况时，肺部会产生大量的痰液以加强对有害物质的清除，这时候这些痰液会刺激咽喉部引起咳嗽，之后经口咳出。因此在通常情况下我们很少咳出痰液，而在呼吸道存在感染、慢性支气管炎、肺癌等情况下会咳出较多痰液。

痰液是如何咳出的

痰液的正常咳出包括呼吸道黏液的正常产生和呼吸道纤毛正常摆动两个重要因素。如果黏液过稠，就如黏在地板上的口香糖，无法轻易清除；如果纤毛被破坏或摆动异常，则像没有扫帚的保洁员，不能将垃圾清扫出房间。

肺囊性纤维化的患者由于黏液变稠、增多，原发性不动纤毛综合征患者则由于纤毛不能正常摆动，均使黏液不能正常排出、细菌等病原体不能有效清除，导致肺部反复感染，迁延不愈。

支气管扩张症患者由于支气管正常结构破坏，痰液排出不畅，也会使感染反复发作，而感染可进一步破坏支气管的正常结构，形成恶性循环。

长期吸烟者黏液分泌增多，破坏纤毛上皮细胞，从而导致痰液的增多及排出障碍，久而久之形成慢性支气管炎、慢性阻塞性肺疾病。

意识障碍者若痰液产生过多，由于不能正常排痰，甚至可导致窒息死亡。

由此可见，正常排痰对于维护呼吸系统的正常通气很重要，痰液增多的患者，需要积极主动咳痰。如果痰液黏稠难以咳出，可以通过口服化痰药物、雾化等方式使痰液变得稀薄，还可以采用体位引流等措施促进痰液排出。

痰液还能告诉我们什么

除防御功能外，痰液还充当了报警员的角色。痰液的性状能够帮助我们识别疾病，具有重要的诊断价值。

痰中带血时，需要警惕肺栓塞、肺结核、肺癌、支气管扩张症等疾病；粉红色泡沫痰则提示可能发生了急性左心衰竭，需要尽快就医；铁锈色痰提示可能为肺炎链球菌感染；黄色及翠绿色痰提示可能为铜绿假单胞菌感染；白色黏痰，拉丝且不易咳出提示可能为念珠菌感染；脓臭痰提示可能为厌氧菌感染等。

当肺部感染时，医生会将患者咳出的痰液送病原学培养，根据培养出的细菌种类及对药物的敏感性选择有针对性的抗生素治疗。如怀疑肺部肿瘤，且在痰液的病理学检查中发现脱落的肿瘤细胞，则有助于肿瘤的诊断。也就是说，通过分析痰液得出的信息可以帮助医生制订适宜的诊治方案。

咳痰时需要注意什么

我们都知道，呼吸道传染性疾病的病原体可经过飞沫传播，如细菌、病毒等。因此，当我们生病咳痰时需要注意不能随地吐痰、打喷嚏时要使用纸巾、患病期间多戴口罩，以上措施都能有效地减少呼吸道传染性疾病的传播。

咳不出来的痰吞下去会导致疾病吗

对于成人，在痰液增多时一般可将痰液经口咳出，而部分儿童由于不会咳痰，常将痰液吞进肚子里。那么，回到本文最开始的那个问题：咳不出来的痰吞下去会导致疾病吗？

上文我们提到，在正常情况下，人体每日产生的约 100 毫升的痰液均是在无意识的情况下经过咽部进入胃内的。在呼吸道感染的情况下，痰液产生增多并包裹致病微生物，虽然胃酸可杀死一些致病微生物，但部分仍然可以存活，如肺结核患者将含结核分枝杆菌的痰液吞咽入胃，胃酸并不能将其杀死，可导致消化道结核病。

因此，虽然健康人将部分痰液无意识地吞咽入胃并不会对身体造成伤害，但在呼吸道感染时还是尽量将痰液咳出为好。

"小三阳"更容易变成肝癌吗

邹静怀　复旦大学附属中山医院

通常医生是通过抽血化验"乙肝两对半"来检查乙肝感染情况的，化验报告由上至下一般包括 HBsAg、HBsAb、HBeAg、HBeAb、HBcAb 五项。大家经常说到的"大三阳"是 1、3、5 三项呈阳性(＋)，而"小三阳"是 1、4、5 三项呈阳性(＋)。当然还有很多其他组合的阳性结果，这里只说说大家最关心的"大三阳"和"小三阳"。

"大三阳"比"小三阳"传染性更强吗

大家印象里往往觉得"大三阳"比"小三阳"传染性更强，其实乙肝病毒携带者的传染性是由其体内病毒复制的活跃度决定的，这可以通过抽血化验 HBV-DNA 进行判断。

一般来说，"大三阳"患者 HBV-DNA 阳性比较多见，表示体内病毒数量很多、复制活跃、传染性强。

"小三阳"患者 HBV-DNA 阴性比较多见，表示体内病毒复制受到抑制，传染性相对较弱。"小三阳"通常是从"大三阳"转变而来的，患者通过自身免疫或者药物治疗产生了一定程度的免疫力，故传染性也随之降低。

但也有例外，有部分"小三阳"患者感染的乙肝病毒发生了变异，表现为肝功能反复异常，血清转氨酶波动，HBV-DNA 出现阳性，这类"小三阳"患者也具有较高的传染性，切不可掉以轻心。

还需要说明的是，就算 HBV-DNA 阴性也不能说明不再具有传染性了，只要乙肝患者体内有乙肝病毒的存在，就仍有一定的传染性。所以，无论是"大三阳"还是"小三阳"患者，定期随访肝功能和 HBV-DNA 都是非常重要的。

乙肝的传播是通过体液进行的，患者的血液、唾液、精液、乳汁、宫颈分泌液、尿液都具有传染性，日常的密切接触是有可能传染乙肝的，要注意做好阻断传染的措施，请提醒身边的家人、朋友及时接种乙肝疫苗。

"小三阳"更容易变成肝癌吗

这里强调另一个需要乙肝患者注意的问题，除了传染性之外，我们更需要关注乙肝患者肝脏受损的程度。

可以这样说，传染性更多提示的是对别人的危害，而肝脏受损程度反映的才是患者自己病情的严重程度。肝脏受损程度越严重，发生肝硬化和肝癌的风险越高。

之前提到的 HBV-DNA 只是检查乙肝病毒的复制量，但 DNA 复制程度的大小并不代表肝脏实际损害的程度。DNA 复制程度高，有可能肝脏并没有发生严重的炎症；相反，DNA 复制程度低，肝脏却可能已经发生了炎症和纤维化。

肝脏穿刺活检才是判断肝脏炎症和纤维化程度的金标准，无论是欧洲还是我国最新版的指南都在强调对于肝脏疾病进展的评估。但考虑到创伤性检查的接受程度低，且存在出血、感染等并发症的风险，所以目前指南推荐采用无创检查方法（如肝脏瞬时弹性硬度测定）来代替肝穿刺活检判断肝组织损伤的严重程度。

很多人觉得"小三阳"比"大三阳"好，因为病毒少一些、传染性小一些，但慢性乙肝患者大多又听过"小三阳"更容易转变成肝癌的说法。

其实两种观点都有道理，但也都太过绝对。确实，肝癌患者中"小三阳"的比例比"大三阳"要高得多，一方面有基数大的原因，乙肝人群中"小三阳"的数量本身就远远多于"大三阳"；另一方面，"大三阳"患者因为传染性强，重视程度高，所以随访积极、治疗及时，而很多"小三阳"患者长期病毒稳定，症状不明显，但其中有部分患者的肝脏已经发生了炎症破坏甚至肝硬化，等到症状出现时很可能已经发展成肝癌。

所以，除了 HBV-DNA 外，乙肝患者还需要随访肝功能和肝脏瞬时弹性硬度测定来了解肝脏受损程度。另外，超声可以判断有无肝硬化、早期发现肝癌结节，血清甲胎蛋白（AFP）可以作为肝癌的肿瘤标志物进行早期筛查。

无论是"大三阳"还是"小三阳"，患者至少应每半年随访一次，化验肝功能、血常规、AFP、"乙肝两对半"、HBV-DNA，再做一个肝脏超声，必要时进行肝脏瞬时弹性硬度测定甚至肝穿刺活检。

如果是正在接受乙肝抗病毒治疗的患者，则肝功能、HBV-DNA 的随访频率需要增加至每 3 个月一次，另外还需要加验与抗病毒药物副作用相关的肾功能、肌酸激酶等指标。

药物漏服，应该立即补服吗

田丹　复旦大学附属中山医院

生活中想必大家都遇到过这样的情况：平时一直在吃的药物有一天忘记吃了，等到想起来的时候，有的人会立即补上，觉得只要是一天内吃的就可以。这是真的吗，遇到药物漏服，到底应该怎么办呢？

先要看漏服的药物一天应该吃几次

如果漏服的药物是每日服用 1 次，说明这个药物在体内消除得比较慢或者起效比较慢，发现漏服后应该立即补服。如果发现的时候已经接近下一次的服药时间，那么仅需在下个时间点服药即可，不要额外加量，如抗乙肝的药物恩替卡韦、替诺福韦等。

如果漏服的药物是每日服用 3 次，那么偶尔忘记一次没关系，到下个时间点仍按原剂量服用即可。

关于漏服，有个不成文的规则——"1/2 规则"，就是指将服药的时间间隔对半开，如果想起来的时间位于这个间隔的前半段，那么就补上漏服的药物；如果位于这个间隔的后半段，那么就索性放弃补服。比如每日服用 3 次的药物（如吡喹酮、伐昔洛韦、更昔洛韦等），服药间隔为 8 小时，说明书要求服药间隔要大于 4 小时，因此按照"1/2 规则"，漏服 4 小时之内可以补服，漏服 4 小时以上就算了，等下次再吃。

这个规则可以适用于大多数药品，不过我还是要和大家说一下那些需要注意的"例外"！

抗菌药物和抗结核药物

抗菌药物和抗结核药物的补服需要注意两次服药时间间隔。如果是每日多次给药，那么想起来漏服后应立即补服，并顺延下次服药的时间，时间间隔以 4～6 小时或 6～8 小时为宜，如阿莫西林、克林霉素、甲硝唑服药时间间隔不少于 4 小时；喹诺酮类服药时间间隔不少于 6 小时。磺胺类抗生素如果每日 1 次用药，漏服的话距离下次服药时间间隔至少 10 小时，如果每日 2 次用药，两次的服药时间间隔至少 5 小时。

异烟肼、利福平一旦漏服，需要立即补服，如果已经到了下次服药时间，那么就只服用正常剂量，并顺延下次服药时间使两次服药时间间隔至少 12 小时。

免疫抑制剂

免疫抑制剂的补服原则是限定时间内补用，个别药物要加倍。如果是每日服用 1 次，应该在 12 小时内尽快补服。如果发现的时候距离下次服药时间不足 2 小时，只需要按时服用原规定剂量，而不是 2 倍剂量，如他克莫司、环孢素、麦考酚酸；如果每日服用 2 次或多次，那么到下次服药时间时把两次的药量一起服用，如硫唑嘌呤。西罗莫司一般每日服用 1 次，16 小时内补服都可以，距离下次服药不足 8 小时的，就跳过漏服的剂量吧。

心血管药物

控制慢性病的原则就是平稳、规律服药，不过真的发生漏服了，可以采用下面的方式补救：若为普通片，想起服药时距离下次服药时间大于 4 小时就补服；若为缓释片，距离下次服药时间大于 8 小时则补服。对于极个别半衰期非常长的药物，如索他洛尔，16 小时内可以补服，否则就等下次服药时间再吃。

这里再强调一下硝酸异山梨酯，依据剂型不同，补服的方法也有差异：普通片，若距离下次服药时间不足 2 小时则不必补服；缓释片，距离下次服药时间不足 6 小时则不必补服。

中枢神经系统药物

这类药物包括抗惊厥药、抗抑郁药、抗焦虑药、镇静催眠药等。一般来讲，这类药物或多或少有镇静作用，说明书通常建议每日服用 1 次，睡前给药，一旦发生漏服应立即补服，如果已经到了第二天就不必补服。如果需要每日多次服药，补服时要保证两次服药时间间隔至少为 4 小时。抗抑郁药治疗周期较长，一般要服用 12 周以上才会有完整的治疗效果，所以不建议中途擅自停药。

降糖药

对于口服降糖药，可以根据一天服用几次来判断是短效还是长效制剂。

如果每日服用 3 次，维持效用短，这类常需要饭前半小时服用，如格列喹酮，餐前忘记的话不必补用，在下次正餐前按照原计划正常服用即可。阿卡波糖、瑞格列奈也是每餐前服用，如果漏服，可以饭中补服一次剂量，已经吃完饭了就无须补服。

需要注意的是，有些患者会不吃早餐，那么早餐前的降糖药也不应吃，否则可能引起低血糖症状，也就是说对于每日服用 3 次的降糖药，"有饭才有药，无饭不吃药！"

对于每日服用 1 次的降糖药，当天内发现漏服就当天内补服，不要第二天加倍剂量服用，如格列美脲、格列齐特缓释片、格列吡嗪控释片、利格列汀、罗格列酮等。

二甲双胍单药使用不会引起低血糖，按照制剂工艺的不同可分为缓释片和平片，平片漏服一次没有关系，缓释片常建议随晚餐服用，如果当晚发现漏服可立即补服，第二天发现就不必补服。

避孕药

避孕药的补服原则是必要时加倍剂量加替代措施。漏服是避孕失败的常见原因。因此在决心使用此类药物之前，要认真阅读说明书，尽量避免中途漏服。口服避孕药如果漏服一次，应尽快补服，即使同一天或同一时刻服用两片，也要保证在正确的时间服用一次药物，如果在第一周或第二周漏服两次，在记起的那天和之后一天要服用两片。加倍剂量的同时还要在未来 48 小时内采取一种额外的避孕方法予以弥补。

甲状腺激素类药物和抗甲状腺药物

在补服方面，甲状腺激素类药物和抗甲状腺药物需要区别对待。左甲状腺素钠是人工合成的激素，作用是维持人体内正常的激素水平，如果漏服应该立即补服，但是即便忘记了多次，也不要一次加倍补回来。甲巯咪唑和丙硫氧嘧啶是抗甲状腺药物，如果发现漏服，应该立即补服，如果已经接近下次服药时间，那么就服用双倍剂量。

抗凝药物

华法林是经典的口服抗凝药物，服用时间推荐为每日下午 3～4 点，如果哪次不慎忘记，也不要担心，当晚睡觉之前想起可以补服当日剂量，第二天仍按之前的时间点服用。

随着众多新型口服抗凝药物的出现，询问这类药物注意事项的人也越来越多，最常见的问题就是忘了吃药怎么办？我仔细分析了这三类药物，发现它们共同的特点就是当日内补服，过天不候，次日照旧！

新型口服抗凝药主要有利伐沙班、达比加群酯和替格瑞洛，同一种药物规格也有差异，如利伐沙班就有 10mg、15mg、20mg 三种规格。针对不同适应证，药品服用方式不同。如果医生建议一次 15 毫克，每日 2 次服用，这期间发生漏服，应立即补服，以确保日剂量为 30 毫克（必要时两片一起服用），次日仍按照常规服用方法服药；如果一次 20 毫克，每日 1 次服用，这期间发生漏服，则当日内补服，次日仍按照常规服用方法服药。达比加群酯需要每日 2 次给药，如未按时服用，应于当日尽快补服，如距下一次服药时间不足 6 小时，则无须补服。替格瑞洛需要每日 2 次给药，一旦漏服一剂，应在下次预定的服药时间服用一剂的剂量。

阿仑膦酸钠

该药主要用于抑制破骨细胞功能，依据适应证的不同，该药的服用间隔变化较大，如适应证为骨质疏松症时，一周服用 1 次；适应证为治疗佩吉特病时，每日服用 1 次。一旦发生漏服，如果是按周服用，第二日清晨补服该周剂量；如果是按日服用，当日内补服，可遵循"1/2 规则"，当日内补服，切勿一天双倍剂量。

糖皮质激素和吸入性糖皮质激素

糖皮质激素类药物分为长效、中效和短效，治疗方案因人而异。如果医生建议隔日一次服药，那么服药当日或次日发现漏服都应补服一剂,而后顺延服药时间以保证隔日用药。如果每日一次服药,当日补服;如果每日多次服药,在发现漏服后应立即补服,若与下次服药时间重叠,应服加倍剂量,次日仍按原处方用药。

吸入性糖皮质激素可以长期控制哮喘和过敏性鼻炎的持续症状。如果使用过程中遗漏了一次剂量,请尽快补用,然后按照正常间隔使用剩余剂量,不要增加单次剂量,除非有医生的指导。

听了我的建议,你是不是发现,大多数的药物不能加倍服用,过量的后果是毒副反应增加、危险性增加。有些药物有着自己的"脾气秉性",补服要有前提条件,如间隔多久,多少小时之内等。不过我认为,大家可以不必了解这么多种药物补服的方法,只需要对自己正在使用的药物摸清状况就好,同时也建议你采用适合自己的方式提醒用药,避免漏服才是最有效的方式。

体检报告上出现高低箭头就是不健康吗

黄晓明　北京协和医院

随着经济水平的提高，越来越多人开始重视体检，很多单位也把体检作为职工福利的重要组成部分。但是很多人拿到体检报告时一头雾水："这些看着像套话的建议是针对我的吗？""结果后面有箭头、有加号就表示异常吗？""我真的需要去看医生吗？"带着这些疑问，让我们一起来解读体检报告的"密码"吧。

体检到底能发现什么问题

体检不同于看病。看病是你有不舒服的感受后去看医生，医生根据你的症状和体征选择有针对性的检查来诊断疾病。体检时，你并没有什么不舒服的感受，只是希望通过检查来早期发现疾病。目前的体检机构很难做到为每个人量身定制体检项目，一般只能根据性别和年龄选择体检套餐，各种体检套餐的设置也不见得科学合理。要知道，有些疾病是可以通过定期体检早期发现的，如高血压、糖尿病、血脂异常、宫颈癌、结直肠癌等，而更多的疾病很难早期发现。所以要正确看待体检的意义，体检并不是万能的，如果有不舒服还是要及时去看医生。

肥胖也是一种疾病

体重问题是我们每个人关注的重点，特别是爱美的女性。但和我们不同，医生可不是单纯地看三围，而是会用更科学的指标——身体质量指数(BMI)来衡量人的胖瘦程度。

抛开世俗的审美观和价值观,肥胖真的是万恶之源,高血压、糖尿病、心脑血管疾病、关节炎,甚至肿瘤,它们都和肥胖有关,所以世界卫生组织已经把肥胖列为一种疾病。如果你的 BMI 已经超标,不要等闲视之,道理谁都懂——管住嘴,迈开腿!

小贴士
BMI 标准

BMI = 体重(kg)/ 身高的平方(m²)

低体重:BMI<18.5kg/m²

正常体重:BMI 18.5～24.9kg/m²

超重:BMI 25.0～29.9kg/m²

肥胖:BMI≥30kg/m²

注:根据中国的标准,BMI 超过 24kg/m² 属于超重,
超过 28kg/m² 就属于肥胖哦!

高血压是成人最常见的慢性疾病

体检最容易发现的慢性疾病毫无疑问是高血压了,因为高血压最常见啊。高血压的诊断标准是收缩压≥140 毫米汞柱或者舒张压≥90毫米汞柱,当然一次血压超标并不能确诊高血压,需要多次重复测量。如果体检发现血压超过 140/90 毫米汞柱,你最好赶紧去买一个电子血压计,在家多测几次,如果多次超标就该去看医生了。

有人可能会问:"电子血压计是不是没有水银血压计准啊?"这个问题你完全不用担心,人工智能已经发展得如此迅速,既不环保又操作

不便的水银血压计很快就会被淘汰，不久的将来你家的血压计就会和医院的一样了。

体检能诊断糖尿病吗

能！目前的糖尿病诊断标准只需要符合下面三条之一：空腹血糖≥7.0 毫摩尔 / 升；口服糖耐量试验（OGTT）后 2 小时血糖≥11.1 毫摩尔 / 升；糖化血红蛋白≥6.5%。常规体检都包含空腹血糖检测，很多体检套餐也包含糖化血红蛋白，所以常规体检完全有能力发现糖尿病。如果你的空腹血糖或者糖化血红蛋白达到了上述标准，赶紧去医院寻求医生的帮助吧。

如果你的检查结果没有"达标"，首先要恭喜你，其次也要提醒你不要大意。你可能发现了，体检报告里空腹血糖的正常值上限不是 7.0 毫摩尔 / 升而是 6.1 毫摩尔 / 升，糖化血红蛋白的正常值上限也不是 6.5% 而是 6%。超过了正常值但没有达到糖尿病诊断标准的人可以视为正走在通往糖尿病的危险道路上，还有悬崖勒马的机会，所以一定要重视起来。

血脂化验单怎么看

血脂化验单示意

项目	缩写	检查值	单位	正常值及解读
总胆固醇	TC	5.77 ↑	毫摩尔 / 升	2.85～5.70
甘油三酯	TG	0.81	毫摩尔 / 升	0.45～1.70
高密度脂蛋白胆固醇	HDL-C	1.57	毫摩尔 / 升	0.93～1.81
低密度脂蛋白胆固醇	LDL-C	3.6	毫摩尔 / 升	正常人群应<3.37，高危人群应<2.59，极高危人群应<2.07

临床常用的血脂指标有总胆固醇、甘油三酯、高密度脂蛋白胆固醇和低密度脂蛋白胆固醇。其中高密度脂蛋白胆固醇和低密度脂蛋白胆固醇性质正好相反，前者是"好的胆固醇"，水平高一点儿反而不错；后者是"坏的胆固醇"，高于正常易发生心脑血管疾病。所以我们常说的"高脂血症"的说法并不科学，更合理的疾病名称为"血脂异常"。

低密度脂蛋白胆固醇是医生最为关注的指标，因为它的增高和心肌梗死、脑卒中等危险疾病的关系最密切。不同人群，低密度脂蛋白胆固醇的正常值是不同的，心脑血管疾病危险程度越高的人，其低密度脂蛋白胆固醇水平需要控制得越低。

针对低密度脂蛋白胆固醇水平，医生一般会进行分层管理。极高危人群，就是那些已经明确诊断为动脉粥样硬化性心血管疾病的患者，如得过心肌梗死、放过心脏支架、有过脑卒中等；高危人群是有糖尿病或者高血压，再加上1~2个危险因素；其他人暂属于健康人群。

低密度脂蛋白胆固醇的分层管理

极高危人群	动脉粥样硬化性心血管疾病患者
高危人群	糖尿病+1个危险因素
	高血压+1~2个危险因素
健康人群	不属于极高危人群和高危人群的其他人群

注：危险因素包括，①吸烟；②男性>45岁，女性>55岁；③高密度脂蛋白胆固醇水平低于正常。

在体检化验单上，有的时候低密度脂蛋白胆固醇这一项的结果之后并没有显示箭头，但其实结果已经超出了正常人群要求的<3.37毫摩尔/升的范围，这就是不正常的，最好专门就此咨询医生，征求医生的建议，看是否需要进行生活方式的调整或者加用药物治疗。

149

血常规里有箭头怎么办

序号	项目名称	英文缩写	检查结果	单位	参考范围
1	白细胞	WBC	5.49	×10⁹/L	3.50～9.50
2	淋巴细胞百分比	LY%	20.8	%	20.0～40.0
3	单核细胞百分比	MONO%	4.1	%	3.0～8.0
4	中性粒细胞百分比	NEUT%	72.6	%	50.0～75.0
5	嗜酸性粒细胞百分比	EOS%	1.1	%	0.5～5.0
6	嗜碱性粒细胞百分比	BASO%	0.2	%	0.0～1.0
7	未染色大细胞百分比	LUC%	1.1	%	0.0～4.0
8	淋巴细胞绝对值	LY%	1.14	×10⁹/L	0.80～4.00
9	单核细胞绝对值	MONO#	0.23	×10⁹/L	0.12～0.80
10	中性粒细胞绝对值	NEUT#	3.99	×10⁹/L	2.00～7.50
11	嗜酸性粒细胞绝对值	EOS#	0.06	×10⁹/L	0.02～0.50
12	嗜碱性粒细胞绝对值	BASO#	0.01	×10⁹/L	0.00～0.10
13	红细胞	RBC	4.24	×10¹²/L	3.5～5.00
14	血红蛋白	HGB	135	g/L	110～150
15	血细胞比容	HCT	38.8	%	35.0～50.0
16	平均红细胞体积	MCV	91.5	fl	82.0～97.0
17	平均红细胞血红蛋白浓度	MCHC	348	g/L	320～360
18	平均红细胞血红蛋白	MCH	31.8	pg	27.0～32.0
19	单个细胞血红蛋白含量	CHCM	356	g/L	320～360
20	单个细胞血红蛋白	CH	32.4 ↑	pg	27.0～32.0
21	红细胞体积分布宽度	RDW	14.7	%	0.0～15.0
22	血红蛋白分布宽度	HDW	23.8	%	20.0～30.0
23	血小板	PLT	312	×10⁹/L	100～350
24	血小板压积	PCT	0.23	%	0.11～0.28
25	血小板体积分布宽度	PDW	51.4	%	35.0～75.0
26	平均血小板体积	MPV	7.3	fl	7.0～13.0

体检报告中的血常规有二十多项，大家经常会发现自己的检查结果中有几项不在参考范围内，出现向上或者向下的箭头。有箭头就是有问题吧？其实不然。偷偷告诉你，对于血常规的化验单，医生一般主要看三项：白细胞、血红蛋白、血小板，如果这三项正常，其他有一两个箭头并不需要特别担心。当然，如果白细胞、血红蛋白、血小板这三项有了箭头，最好还是看医生。

尿里有红细胞是肾有问题吗

尿常规里发现红细胞（医学术语为"镜下血尿"）是大家在体检中经常遇到的问题。在大多数情况下，这不是什么严重的事儿，可能的原因包括月经前后、泌尿系感染、尿路结石等。即使经医生判断血尿来源于肾脏，也不用过分担心，单纯表现为镜下血尿的肾炎是程度最轻的肾炎，很多时候甚至不需要治疗。只有相当少的一部分镜下血尿是膀胱或者肾脏的肿瘤导致的。

在尿常规里发现红细胞先别紧张，重点在于复查，如果镜下血尿持续存在，可以找医生看看，明确一下血尿的来源。

肿瘤标志物靠谱儿吗

很多体检机构的体检套餐中包含肿瘤标志物检测，用肿瘤标志物来筛查肿瘤的做法靠谱儿吗？

当然不靠谱儿！这些所谓的肿瘤标志物，升高不能 100% 表明有肿瘤，正常也不能 100% 排除肿瘤。对于没有任何症状的正常人，用肿瘤标志物来筛查肿瘤，既浪费钱，又浪费血。绝大多数肿瘤标志物是医生针对疑似肿瘤患者（也就是有临床表现的患者）进行辅助诊断时采用的检查，不能用于正常人群的肿瘤筛查。目前可用于前列腺癌筛查的肿瘤标志物——前列腺特异性抗原（PSA），其意义也在受到质疑。

至于为什么那么多机构仍在宣传这些"一管血查肿瘤"的"神话"，我就不好评论了。这里需要提醒大家的是，肿瘤筛查需要个性化对待，绝不是一管血能解决的。

B超发现囊肿怎么办

体检中B超发现的异常大部分是良性的，如乳腺囊肿、肝囊肿、肝血管瘤、胆囊结石、胆囊息肉、肾结石、肾错构瘤、子宫肌瘤、附件囊肿……这些良性病变大部分情况下不需要治疗，吃药打针也不会让它们缩小。

你只需要把去年的体检报告翻出来看看，如果去年的B超也提示存在异常，而且大小没变，那就放心吧，让它们继续静静地待在你的身体里吧。如果病变有明显增大，你需要看的是外科或者妇科。

说了这么多，最重要的还是想提醒大家，务必正确看待体检报告。体检是为了让自己更健康，既然做了体检，就请认真阅读体检报告。发现问题别紧张，该看医生就看医生，该复查就复查。如果因为一点儿异常而茶不思饭不想，就失去了体检的意义。

最后还要提醒大家，务必保存好每次的体检报告，不同时间的体检报告可以提供一些指标的动态变化情况，这对于医生的诊断具有参考意义。

降糖药用久了会失效吗

田建卿　厦门弘爱医院

子曰："入芝兰之室，久而不闻其香，即与之化矣；入鲍鱼之肆，久而不闻其臭，亦与之化矣。"

孔子很早就发现，如果一个人待在摆满芳香的兰花的房间里，时间久了，就闻不到兰花的香味了，这是因为自己和香味融为一体了，适应了香味，已经感觉不到香味的存在了；如果一个人待在放满臭咸鱼的仓库里，时间久了，就闻不到咸鱼的臭味了，这是因为自己和臭味融为一体了，适应了臭味，也就感觉不到臭味的存在了。

很多朋友被普及过这样的知识，药物，特别是抗生素不能长期用，用多了、用久了就会出现耐药，也就是说没效果了，不但杀不了细菌，反倒对身体有伤害。

很多糖尿病患者也听说过这个说法，于是自然而然"举一反三"地联想到了降糖药，不免产生这样的顾虑，"降糖药用久了会失效吗，要不要经常换药呢？"

药物失效确实有

李大伯最近就碰上这个问题。李大伯患糖尿病 5 年了，3 年前开始口服格列吡嗪，很多患者应该对此不陌生，这是一种磺脲类降糖药，是降糖的一把"好手"。李大伯的血糖一直控制得很好，可是最近 1 个月不知为什么血糖开始"爬楼梯"了，试着增加了药物剂量，但是血糖还是越来越高。寻找一下血糖升高的原因，饮食一如既往、运动持之以恒、药物一顿没少，最近也没有感冒、发热、拉肚子的特殊情况，还有啥原因？想来想去，会不会是药物用久了，失效了？

这世上没有"一劳永逸"的美事儿，一直吃一种降糖药，血糖就能长期稳定的情况确实不存在，看来传说中的降糖药失效确实有，是真的。

是失效不是耐药

患糖尿病时间比较长的患者一定经历过降糖药治疗"升级"，一个药"招架"不住，两个药、三个药一起上阵，或是搬来了胰岛素这个"救兵"。为啥会出现这种情况？

我们都知道，糖尿病，尤其是 2 型糖尿病，刚开始是由于胰岛素"累"了，干活开始"磨洋工"了，出工不出力。如果把身体比喻成国家，身体里大大小小的细胞就好比是一个个小家，血糖就好比是每家每户的口粮，不停流动着的血液作为它的运输队，将口粮运送到每家每户的家门口，胰岛素是打开家门的钥匙。

血糖运来了，胰岛素打开门，血糖进入家里，家里就有了口粮，不用挨饿，其乐融融。如果胰岛素不开门，血糖进不了门，拥堵在街道上，血糖升高了，每家每户还都饿着肚子，问题就来了。

在糖尿病刚开始的时候，身体为了让每家每户都有饭吃，想出了一个救急的办法，那就是让生产胰岛素这把"钥匙"的工厂——胰岛，加倍工作，尽可能多地生产出一些开门的钥匙。起初这个办法很有效，人多力量大，原来一个人的工作三个人来干，虽然耗资大了一点儿，但是还能勉强应付。但是时间长了，工厂也招架不住了，钥匙的生产量越来越少。慢慢地，最终依靠身体自给自足是不行了，只能从外进口现成的钥匙来保障生活。

上述整个经过，其实就是糖尿病的长期发展过程，呈现出一个从无到有、由轻到重的变化趋势。我们使用的降糖药，特别是磺脲类降糖药，主要就是通过各种手段"督导"胰岛工厂，加快生产、多生产，当糖尿病进展到一定程度，工厂也开始出问题，再想办法、再施加压力让工厂多生产也是不可能了，所以降糖药，特别是磺脲类降糖药在此时就有心无力，失效了。

说了半天，其实就为了让大家明白一件事，表面上看的确是药物失效了，但从根本来说，其实是糖尿病逐渐发展导致的必然结果，不是耐药了，而是病情变化了。

频繁换药是下策

一个团队要干一项工作，先要做动员，然后个别好同志带头先干起来，慢慢带动大家一起干，齐心协力，随之工作走上正轨，有条不紊地进行。口服药物从开始吃，到在身体里稳定发挥作用，也需要这样一个过程，降糖药也不例外。服用一种新的降糖药，使其平稳发挥降糖作用需要 1~2 周的"试运行阶段"，有些可能还需要更长时间。此外，服药还要求按时按点、有规律，这是为了让药物吸收入血液以后保持相对稳定的浓度，一茬能够接上一茬，药物得以持续发力。

很多患者听说或是亲历降糖药失效，其实只看到了表面现象，没弄清内在的道理，因此认为如果经常换药就可避免失效；甚至有些患者干脆自己当家作主，擅自行动，结果一个药刚开始稳定工作，走上正轨没多久，就换了另一个，于是血糖起起伏伏，反而加快了糖尿病进展的步伐，加重了病情。

因此对于服用降糖药的患者，只要血糖稳定，请不要换药。如果药物真的失效了，到时再换药或是使用其他方法也不迟，总之医生有办法应对，患者无须为此过早忧虑。

控糖策略与时俱进

慢性病不但意味着长期、终身；更意味着发展、进展。目前我们虽然不能阻止糖尿病的发展和进展，但是如果我们什么都不做，这个发展速度就会很快；如果能够通过合适的方法来应对，可以放慢发展的脚步，如同走楼梯，可以走走停停。

治疗糖尿病的药物非常多，每种药物各有所长，通过不同的机制降低血糖。疾病发展到一定阶段，我们可以采用"联合作战"的方案，如在使用磺脲类降糖药的同时联合二甲双胍，或 α- 糖苷酶抑制剂（如阿卡波糖等），或 DPP Ⅳ 抑制剂（如西格列汀、沙格列汀等），通过走多条不同的路线来降低血糖，以缓解胰岛工厂的生产压力，让工厂生产能够更持久些，这样磺脲类药物失效就可以来得更晚一些。

如果真到了胰岛工厂停业不生产了，这时还可以采取外来"进口"的方式，也就是注射胰岛素来补充自身胰岛素产量的不足。不少患者在补充胰岛素后工厂逐渐恢复元气，又开始恢复生产，这部分患者使用一段时间的胰岛素后又可以再回到使用口服药物的状态。但是也有一部分患者体内的胰岛工厂元气大伤，难以恢复生产，因此这部分患者就需要长期接受胰岛素治疗了。

控糖路上，我们应该依势而行，根据糖尿病病情所处的阶段适时调整治疗方法。

必须要拔智齿吗

王文铄　广州中医药大学附属中山中医院

每天在门诊劝说患者拔智齿时，我总会听到一些奇奇怪怪的保留智齿的理由。

"医生，听说拔了智齿人会变笨啊"——难不成你要用智齿来思考吗？

"不痛不痒的就不管它啦，拔牙多受罪啊"——智齿没有咬合功能，不及时拔除的话，以后容易出现龋齿哦。

"医生，我牙快掉光了，再拔就没有牙咬东西了"——老人家，你前面的牙都被智齿"顶坏"了，把它留下来，前面的牙治好了还是会坏的。

不愿意拔智齿的原因五花八门，但其实都源于同样的问题——必须要拔智齿吗？要弄清楚这个问题，首先得认识智齿。

什么是智齿

智齿的本名是第三磨牙，是从嘴巴中线向左或右数的第 8 颗牙齿。它获得"智齿"这个昵称是因为它萌出于接近成年或成年后，被认为出现在人身心走向成熟的阶段，其实"智齿"与智商没有一点儿关系。

由于很多人不会闲着没事数自己的牙齿，一般我们都是被医生告知后才会惊呼"噢！原来我有智齿啊！"或者"啊？原来那个是智齿啊！"。

随着人类的进化与饮食习惯的改变，智齿变得可有可无，它开始放纵地生长。一个人可以拥有 0 ~ 4 颗智齿，每颗智齿的"身材样貌"还可能天差地别，不像其他牙齿那样规规矩矩。

智齿的秉性各异，有的住在骨头里不问世事；有的兢兢业业地承担咀嚼工作；有的和牙龈没搞好邻里关系，不时兴风作浪，让你脸肿牙痛；最可怕的就是那些偷偷躲在其他磨牙旁边歪着身子开着"细菌养殖场"的家伙。

什么样的智齿建议拔除

对于破坏牙齿健康的邪恶分子，我们肯定不能手软！基于智齿的价值，我们对于以下情况的智齿都会建议拔除。

该智齿没有对应咬合的牙齿：这样的智齿由于没有咬合的阻挡而逐渐伸长，与旁边的牙齿形成"身高差"后就容易造成食物嵌塞，促进细菌在牙缝中附着。它不仅没有咀嚼的贡献，还会把旁边的好牙变成龋齿，可能到牙神经发炎时你才会发现，这时曾经的好牙连牙神经也无法保留了。

智齿生长方向不佳：这种智齿无论是斜的还是躺着的，都是走上了"细菌养殖"的歪路，同样会让细菌腐蚀旁边的牙齿。

反复引起牙龈肿痛：智齿的萌出需要一定的时间，当部分牙龈覆盖在牙齿上面时会形成盲袋，清洁不佳的情况下可因细菌积聚导致牙冠周围牙龈炎（冠周炎），从而出现肿痛。一般在牙齿完全萌出后不适症状即可消失。如果这种情况反复出现在智齿的位置，那大多由于智齿萌出方向不正所致。反复的智齿冠周炎轻则导致牙龈肿痛，重则引起头颈部组织间隙细菌感染。

大面积龋坏、牙髓炎或根尖周炎的智齿：能"烂"成这样的智齿大多说明我们对它无法进行有效的清洁，或者是我们对它的重视程度十分有限……这些智齿经过治疗后再次出现龋齿或根尖周炎的风险更高,"非典型"生长的智齿的治疗难度也更高。

矫正等治疗需要拔除:除基因决定智齿的生长方向外,颌骨先天及后天的发育不足以容纳所有牙齿也会导致智齿甚至其他牙齿长歪。牙齿矫正时,为了获得足够的空间,一些无功能或功能相对不重要的牙齿就需要被拔除,就如智齿。用几个"无名小齿"的牺牲换来一口排列整齐、功能完好的牙齿,何乐而不为呢?

危害口腔健康的智齿有着不同的"姿势",医生通常从健康发展的眼光去判断一颗智齿去留的价值。如果不想养"齿"为患,还请听从医生的专业建议吧。

吃了深海鱼油真能预防心血管疾病吗

陈罡　北京协和医院

作为热卖多年的保健品，被称为"液体黄金"的深海鱼油一直是被大众追捧的"不老仙丹"。

深海鱼油的神话起源于一个美好的故事

在那片寸草不生的冰原上，住着一群因纽特人，曾经的他们吃不到半点儿蔬菜水果。"爱斯基摩人"是对他们的歧视性称呼，在印第安语中"爱斯基摩人"就是"吃肉的人"。都说"食肉者鄙"，因纽特人的心血管长得可不憋屈，虽然他们成天荤腥不离嘴，心脏病的风险却比注重健康饮食的北欧人低得多。

丹麦科学家汉斯·奥拉夫·班不甘心地在因纽特人的残羹冷炙中拨弄了半天，发现他们食用的这些高冷地带海洋动物的脂肪中含有大量的 ω-3 脂肪酸。正是它，降低了因纽特人的心血管疾病风险。

ω-3 脂肪酸从此来到了保健品舞台的聚光灯下，其"深海鱼油"的美誉更增添了物以稀为贵的神秘感。

现代人有多惧怕心脏病，ω-3 脂肪酸就有多诱人

但凡上了年纪的人，听多了广播里的高血压、高血脂，见过了邻居家的卒中、心肌梗死，更是体会到年龄在自己身上烙下的印迹，于是为了远离"三高"，为了健康，一切只求"心安"。那么，这种号称能保"心脏安全"的保健品，真的有那么神奇吗？

似乎还真不赖。至少理论上，能够使人觉得深海鱼油可以改善心

血管健康。ω-3 脂肪酸作为不饱和脂肪酸,摄入人体后能调和血脂成分,并且对血液有稀释效果,还能减少炎症的发生,从而降低发生血栓和动脉粥样硬化的风险。

在一组研究中,科学家给被试者提供富含 ω-3 脂肪酸的鲑鱼饮食,食用 10 天后,健康人血中胆固醇降低 17%,甘油三酯降低 40%,而高血脂的人胆固醇降低 20%,甘油三酯降低 67%,可以说效果显著。

尽管存在不同的声音,此后还是涌现出了一批指向深海鱼油有利于心血管保护的研究。2014 年中国的数个专业委员会联合发布《心血管疾病营养处方专家共识》,指出深海鱼油与减少心血管疾病密切相关。2017 年美国心脏病协会发布的鱼油补充剂与心血管疾病预防科学建议指出,在冠心病、卒中和心力衰竭的高危人群中,推荐补充 ω-3 脂肪酸。

为了预防心脏病,我们该补充多少深海鱼油

2010 年,《新英格兰医学杂志》发表了一项 ω-3 脂肪酸补充与心肌梗死预防的双盲对照研究,对 4 千多名既往发生过心肌梗死的高龄患者进行了长达 40 个月的随访。结果发现,每日补充 300～400 毫克 ω-3 脂肪酸并不能进一步降低发生心血管事件的风险。

事实证明,要想效果好,必须补到位。就单纯降低甘油三酯的功效而言,美国食品药品管理局只批准了处方级的高纯度深海鱼油(465 毫克 EPA+375 毫克 DHA)。

目前只有处方级 ω-3 脂肪酸有充分的临床证据支持和安全性监测,而保健品店随处可见的作为膳食补充剂的 ω-3 脂肪酸产品多数属于低纯度级别,上市前并没有安全性和有效性证明。这些货架上的

ω-3 脂肪酸产品由于生产过程和制作工艺上的不同, 在 EPA 和 DHA 含量上差异很大, 甚至在部分调查中还发现含有潜在的有害成分。

你就这么放心地买买买吗

当然, 为了心血管健康, 任何人都可以购买纯度足够的深海鱼油, 但这么做真的会带来好处吗?

《科学》杂志上发表的一篇研究给这种想法泼了冷水。研究人员发现, 因纽特人心脏病风险低, 不光和他们的生活方式有关, 他们中的几乎每一个人拥有其西伯利亚祖先涉及脂肪代谢的特殊基因突变, 而这种基因突变只存在于 15% 的汉族人中。也就是说, 我们中的大多数人合成和利用 ω-3 脂肪酸的方式与因纽特人不一样。

不得不说, 一方水土养一方人, 对于我们大部分人来说, 可能还真的缺少能充分利用深海鱼油的基因"本钱"。

支架和搭桥是一劳永逸的冠心病治疗方法吗

王苏　首都医科大学附属北京安贞医院

随着生活水平的提高、压力的增加，冠心病已经从以前的"富贵病"转变成了一种常见病，心血管病死亡也成了城乡居民死亡的首位原因。平均每 5 例死亡患者中就有 2 例死于心血管病。

支架和搭桥对冠心病来说是一劳永逸的治疗方法吗？要回答这个问题，就要从冠心病的发病机制说起。

冠心病是如何发生的

冠心病的全称是冠状动脉粥样硬化性心脏病，字面意思就是由于冠状动脉发生粥样硬化而导致的心脏病。动脉粥样硬化的过程是从人出生时就开始了，只是进展速度因人而异。

我们的动脉并不是铁板一块，血管的内皮就像房顶上的瓦，有时会因为各种原因损坏而出现一些"破洞"，这时我们血液中的一些代谢废物和血脂之类的物质就会跑进"破洞"里沉积下来。等破洞修好了，这些废物就被盖在"瓦片"下面。随着时间的推移，瓦片下面的废物越来越多，就会把瓦片顶起来，形成粥样硬化斑块。

随着斑块逐渐长大，血管腔会被慢慢堵塞，当堵塞到足够严重的地步，就会出现心绞痛。如果斑块突然破掉，斑块里面的物质暴露在血液中，就会形成血栓，突然地将血管彻底堵塞，导致急性心肌梗死。

那么回到刚才的问题,为什么有些人一辈子没有心脏病之忧,有些人年纪轻轻就犯了心绞痛或者得了心肌梗死呢?

除了遗传导致的某些人早发冠心病以外,还有很多危险因素会导致冠状动脉粥样硬化的速度加快。这些危险因素包括男性(没错,男性就是比女性更容易得冠心病)、绝经后女性(失去了雌激素的保护,女性冠心病的发病率会变高)、年龄(年龄越大,冠心病风险越高)、吸烟、高血压、2型糖尿病、高脂血症、肥胖、久坐不动的生活方式等。

如果能够尽量避免自身可控的危险因素,尤其是吸烟(包括二手烟和三手烟),或者在患高血压、糖尿病后控制好血压、血糖水平,冠心病就会来得更晚一些。

那么如果不幸已经患上冠心病,应该怎么办呢?这时候就需要心内科或者心外科医生来处理了。

支架和搭桥对冠心病是一劳永逸的治疗方法吗

随着技术的发展,冠心病的治疗手段从以前的单纯药物治疗逐步过渡到主流的内科介入治疗(支架)及外科手术治疗(搭桥)。

目前的内科介入治疗就是在透视下将粥样硬化斑块用球囊压扁,并置入支架恢复管腔的正常大小。外科手术治疗则是应用一条新的血管将血流引到斑块的远端,恢复被堵塞的血流。

仔细思考一下就会发现,这两种方法只是想办法恢复了冠状动脉的血供,并没有解决冠状动脉粥样硬化的问题。所以支架和搭桥并不是一劳永逸的,如果不能有效地控制粥样硬化的进程,心绞痛、心肌梗死等依然无法避免。

无论是支架还是搭桥术后，都需要规律口服抗血小板药物和调脂药物，这一点是毋庸置疑的。同时，患者还需要控制好自身的危险因素，如严格戒烟以及严格控制血压、血糖等。

冠心病患者能运动吗

与大多数人的认知不同，冠心病介入或手术治疗后并不需要长期卧床静养，而是需要在医生专业的指导下尽可能运动，这与其他手术是不一样的。

正如前面说的，血压和血糖这些比较容易量化的指标往往更能获得患者的关注，但规律的运动就可能被患者忽视。有的年轻患者甚至在出院当天的下午就恢复了工作，他们当中的大部分人从事伏案工作；另外一些老年患者，尤其是外科手术治疗的患者，则遵从着"伤筋动骨一百天"的习惯长期卧床。殊不知，久坐或久卧不动的生活习惯正是冠心病的另一大危险因素，且缺乏运动还可能导致血栓栓塞、运动耐量和体能下降等不良后果。故冠心病术后应该在医生的指导下进行规律有效的运动康复。

刚刚做完心脏手术就去运动安全吗

刚刚经历过心脏手术就去运动，会不会再次诱发心绞痛甚至心肌梗死呢？其实这个问题在很多年前是存在争议的，尤其是刚刚经历过心肌梗死的患者，短期内进行运动康复，听起来就不那么让人放心。然而2001年的一项研究显示，对于放置了支架的患者，运动康复能够明显改善其生活质量和运动耐量，而且显著降低了心脏病再次发作的概率和再住院率。

当然，运动康复的安全是建立在专业指导之上的，术后第二天就去跑一万米显然是不合适的。运动康复相关的专业人员会通过心肺运动试验等方法详细评估患者的心肺功能，制订针对个体的运动处方，并通过不断的检测进行调整。

医疗辐射是否猛于虎

胡冰　中山大学附属第三医院

当生病去医院看医生时，医生在询问过病史和检查过身体之后，往往会建议我们去做抽血化验和影像学检查。

但是随着大家对辐射安全意识的加强，当我们到各个医学影像科室接受检查时，免不了担心这项检查是否有辐射，以及辐射对自己身体的伤害程度。

是不是上述的医学影像学检查都有辐射？哪些医学影像学检查的辐射比较大，哪些医学影像学检查的辐射比较小呢？

在回答上述问题前，我们需要首先了解究竟什么是辐射，以及辐射的种类。

什么是辐射

具有一定能量的微观粒子（如 X 射线、γ 射线、α 粒子、β 粒子、中子、光波、电磁波等），有一定的贯穿能力，称为辐射。按照来源的不同，辐射可以分为天然辐射和人工辐射；按照粒子能量和损伤机制的不同，辐射可以分为电离辐射和电磁辐射。

天然电离辐射是指从地球存在以来就一直存在的电离辐射，主要包括宇宙射线、地壳陆地辐射以及自然界中天然放射性核素发出的辐射等。可见，从人类诞生起，就一直伴随着天然电离辐射繁衍生息。

除了受到天然电离辐射的照射外，我们还会受到人工电离辐射的照射,其中大部分来源于医疗辐射。我们熟知的医学影像学检查中的 X 线、CT 以及核医学检查都伴有人工电离辐射。

一次医学检查的辐射剂量有多少

以胸部检查为例,X 线摄片每次曝光时间为 0.2 秒左右,每次的辐射剂量大约为 0.04 毫西弗(毫西弗是一种电离辐射的计量单位)。

胸部透视同样采用 X 线,但曝光时间相对较长,每做一次需要 1~3 分钟,每次的辐射剂量为 0.1~0.8 毫西弗。

CT 是用 X 线束对人体一定厚度的层面进行扫描,根据人体不同组织对 X 线的吸收率和透过率的不同,使用探测器测量,经过计算机处理,得到人体被检查部位的断面或立体图像。一次胸部 CT 检查的辐射剂量大约为 1 毫西弗。

核医学检查中的 PET/CT 辐射剂量比 CT 还高,一次 PET/CT 的辐射剂量在 1 毫西弗以上。如果做多个部位的检查或多次检查,人体所受到的辐射剂量也相应增加。

医疗辐射安全吗

正如前文所言,我们的生活环境中存在天然辐射,而这些天然辐射对于人类而言是安全的。既然要讨论医疗辐射是否安全,我们就可以用天然辐射和医疗辐射进行比较。

正常情况下,人一年接受的天然辐射有效剂量为 2.4 毫西弗。由于高空中的宇宙射线比地面多,所以当我们乘坐飞机的时候也将受到比地面更多的天然辐射,如乘坐飞机在北京和广州之间往返一次所接受的天然辐射剂量大约是 0.015 毫西弗,乘坐飞机在北京和纽约之间往返一次所接受的天然辐射剂量大约是 0.05 毫西弗。

可见 X 线、CT 和核医学检查虽然存在辐射，但单次检查的辐射剂量并不大，在安全许可的范围内。因此，为了病情的需要，我们应该坦然接受各种医学影像学检查，不要过分恐惧。

存在无辐射的医学影像学检查吗

如果你还是对医疗辐射心存顾虑，一定会有这样的疑问"有没有无辐射的医学影像学检查呢?"当然有，超声和 MRI 就没有辐射。

超声和 MRI 由于检查成像的原理与上述伴有电离辐射的 X 线、CT 以及核医学检查不同，因此是完全没有电离辐射的。

虽然不存在电离辐射，但是这两种检查方法也并非完美，如超声就不适合针对肺及骨骼的检查，而 MRI 价格昂贵、扫描时间长，不适合急诊患者或特别危重的患者。

所以，如果你真的需要进行影像学检查，医生会根据你的具体情况选择适合的检查手段，无论是有辐射还是没有辐射的方式，对于大多数人而言是安全的。当然，如果有特殊情况，如孕妇，或者体内有金属植入物者，要提前和医生说明，医生会根据你的特殊情况斟酌考虑。

结尾说句题外话，核电站周围居民因核电站运行所受到的电离辐射剂量，每人每年不到 0.01 毫西弗，而对于每位吸烟者来说，如果每天吸 1 包烟，每年受到的辐射剂量约为 35 毫西弗，远大于大多数的医疗辐射剂量。读到这里，各位烟民是不是该戒烟了?

血脂正常后应该停服降脂药吗

李侨　四川大学华西医院

随着生活水平的提高,我们除了吃得好以外,开始越来越关注"吃得好"所带来的健康问题。于是乎血脂成了大家茶余饭后非常关心的话题,老朋友见面除了问问收入高不高以外,往往会拍拍对方的肚腩问问:"你血脂高不高啊?"

目前血脂与用药是一个热门话题,但也颇有争议,各种关于血脂的报道、争论,看得我们眼花缭乱,再掺杂着小道消息、虚假广告,铺天盖地地扰乱视听,更是让我们没有了主意。

很多人听到一个说法,即"血脂正常后应该停服降脂药",毕竟是药三分毒,这种说法是真的吗?

如果你有这样的疑问,说明你至少做了血脂化验,并且属于以下某一类人群。

1. 很关注自己的健康。

2. 因为合并一些基础疾病正在长期服用降脂药物。

3. 做其他检查时发现血管粥样硬化等相关问题。

4. 其他科室的医生说你心血管有问题,让你咨询专科医生。

5. 身边的家人朋友说你有健康问题,让你咨询专科医生。

关注血脂，我们究竟应该关注什么

首先来看一看你手上的化验报告，血脂筛查通常有以下四项内容：总胆固醇（TC）、高密度脂蛋白胆固醇（HDL-C）、低密度脂蛋白胆固醇（LDL-C）、甘油三酯（TG）。前三项是我们关注的重点，其中，我们把HDL-C 称为"好"胆固醇；把 LDL-C 称为"坏"胆固醇，至于原因，会在后文告诉你。

胆固醇其实是我们人体内非常重要的成分，以自身合成为主，食物补充为辅。说简单点儿，如果没有胆固醇，我们就无法生存。读到这里，相信很多人会生出一个疑问——既然胆固醇如此重要，为何又会成为健康杀手呢，胆固醇为什么会导致诸如动脉粥样硬化这样可怕的问题呢？

我们都知道过犹不及的道理。打个比方，我们刚出生的时候，血管就像一条刚铺好的公路，油光水滑，平坦通畅。随着年龄的增大，这条路况极佳的道路也会开始老化，再加上有的道路还有重车的碾压（不同的人所具有的危险因素不同，如吸烟、糖尿病、高血压、肥胖等危险因素的慢性侵蚀以及其他损害血管的疾病的破坏，都是造成血管被"碾压"的原因），于是路面开始出现局部开裂、塌陷、渗漏。这时候，多余的胆固醇就会渗入这些局部的缺陷当中，进一步导致路面的起伏不平（形成斑块）。路况差了，路上本来飞驰的车流（血流）就会变慢，甚至发生堵塞，从而导致严重的交通（血管）问题。如果这些血管是重要脏器的供应血管，那这些脏器将出现严重的缺血和细胞坏死，如致命的心肌梗死、脑梗死或致残的肢体栓塞等。

如果你读懂了上面这个比喻，那也就能初步了解我们应该如何预防动脉粥样硬化，以及为什么要控制血脂了。至于为什么胆固醇也要分好坏，是因为 HDL-C 可以把多余的胆固醇从心血管中转移到肝脏进行处理；而 LDL-C 则正好相反，是将胆固醇从肝脏转移至心血管。

血脂检查结果正常，是不是真的可以停药

我们应该如何评估自己是否需要服用降脂药呢？回过头来看 TC、HDL-C 和 LDL-C 这三项胆固醇相关的检查结果：如果这三项检查结果的后面都没有向上的箭头，说明结果是正常的。

如果 HDL-C 后面有向上的箭头，而 LDL-C 后面有向下的箭头，TC 后面没有箭头，说明结果也是正常的，而且是"好"胆固醇高（HDL-C），"坏"胆固醇低（LDL-C）的大好局面。

那么问题来了，胆固醇检查结果正常，是不是真的可以不用药物呢？

当然不是！事实上，血脂检验报告单上的正常参考值，只是针对大众的一种"一刀切"的评价参考值，具体到某个人，因为年龄不同、基础情况不同，血脂的目标值也是不同的。

如果是正常人，没有其他基础疾病，血脂检查结果正常，就不需要服用降脂药。

如果患者存在心血管疾病，而且属于其中的高危人群，即便血脂检查结果正常，很可能血脂也是不达标的，有可能需要服用降脂药。

总而言之，危险程度越高的患者，血脂的控制标准就要越严格。

简单来说，我们说控制血脂，其实更为关注的是 LDL-C 水平。我们可以把人群个体化地分为以下几类，每一类人群有各自的推荐治疗方式和 LDL-C 控制目标，大家对号入座吧。

危险分级判断依据	危险分级	推荐治疗方式（均需要改善生活方式）	LDL-C控制目标
1. 曾经发生过心肌梗死	极高危：满足左侧危险分级判断依据中的任意一条	LDL-C<1.8毫摩尔/升，应使用药物治疗	LDL-C<1.8毫摩尔尔/升或降至基础值的50%
2. 急性心肌梗死或不稳定型心绞痛		LDL-C>1.8毫摩尔/升，药物治疗	
3. 曾经经历过冠状动脉或其他动脉血运重建手术			
4. 曾经发生过卒中和短暂性脑缺血发作			
5. 冠状动脉造影发现显著粥样硬化斑块			
6. 糖尿病合并肾损害、眼底损害、周围神经损害等靶器官损害，或合并吸烟、高血压、高脂血症、肥胖等危险因素			
7. 重度慢性肾病			
1. 胆固醇>8.0毫摩尔/升	高危：满足左侧危险分级判断依据中的任意一条	LDL-C<1.8毫摩尔/升，无须干预	LDL-C<2.6毫摩尔尔/升或降至基础值的50%
2. 血压>180/110毫米汞柱		1.8毫摩尔/升<LDL-C<2.6毫摩尔尔/升但控制不佳，应使用药物治疗	
3. 患有糖尿病，但暂未合并靶器官损害或其他危险因素		LDL-C>2.6毫摩尔/升，药物治疗	
4. 中度慢性肾病			

续表

危险分级判断依据	危险分级	推荐治疗方式（均需要改善生活方式）	LDL-C 控制目标
5. 高血压（140～159/90～99 毫米汞柱）合并吸烟、胆固醇升高、身体质量指数≥28 千克/平方米以及年龄因素（男性>45岁，女性>55岁）中的任意三项	中危：满足左侧危险分级判断依据中的任意两条	LDL-C<2.6 毫摩尔/升，无须干预	LDL-C<3.0 毫摩尔/升
6. 高血压（160～179/100～109 毫米汞柱），合并年龄因素（男性>45岁，女性>55岁）、吸烟、胆固醇升高的任意两项		LDL-C≥2.6 毫摩尔/升但控制不佳，应使用药物治疗	
1. 高血压（140～159/90～99 毫米汞柱） 2. 吸烟 3. 胆固醇<8.0 毫摩尔/升，但高于正常 4. 轻度慢性肾病 5. 男性>45岁，女性>55岁 6. 身体质量指数≥28千克/平方米	低危：满足左侧危险分级判断依据中的任意一条	LDL-C<4.9 毫摩尔/升，无须干预	LDL-C 正常
1. 无上述危险因素 2. 胆固醇<8.0 毫摩尔/升，但高于正常，无上述危险因素		LDL-C≥4.9 毫摩尔/升但控制不佳，应使用药物治疗	

注：身体质量指数＝体重（kg）/身高的平方（m²）。

174

在使用以上表格进行评估的时候，我们应该首先梳理出自己的性别及年龄、身体质量指数、是否吸烟、是否有高血压及血压水平，是否有糖尿病、慢性肾病、心肌梗死病史、脑卒中病史等信息，再结合血脂化验结果进行综合分析。

另外要特别说明的是，高血压是指被医院确诊为高血压，其血压值是指未经治疗时多次测量的血压水平。

如何对号入座，举个例子：如果检查者是一位 60 岁的大婶儿，有高血压，初次诊断高血压时多次测量血压在 170/90 毫米汞柱，没有慢性肾病、糖尿病、心肌梗死病史，身体质量指数正常，不吸烟。初次血脂检查结果显示 TC 6.6 毫摩尔 / 升，LDL-C 4.4 毫摩尔 / 升。

我们可以通过上述表格梳理出这位检查者的危险分级判断依据，包括：60 岁女性；患有高血压，初次诊断血压范围在 160 ~ 179/100 ~ 109 毫米汞柱；胆固醇升高，但小于 8 毫摩尔 / 升。

对照上表，这位检查者属于高危类型，结合她的 LDL-C 是 4.4 毫摩尔 / 升，所以应该在改善生活方式的同时服用药物治疗。

可见，检查报告结果正常并不代表血脂水平就一定是达标的，针对这位检查者，LDL-C 个体化的控制目标是 2.6 毫摩尔 / 升以下，而不是报告单上没有箭头，当然还应该同时注意治疗高血压。

仔细看懂上面的表格，我相信绝大多数人能了解自己的血脂到底应该控制在什么范围，至于该不该服药，自己心里应该先有个谱儿。

更多精彩内容　请扫描下方二维码